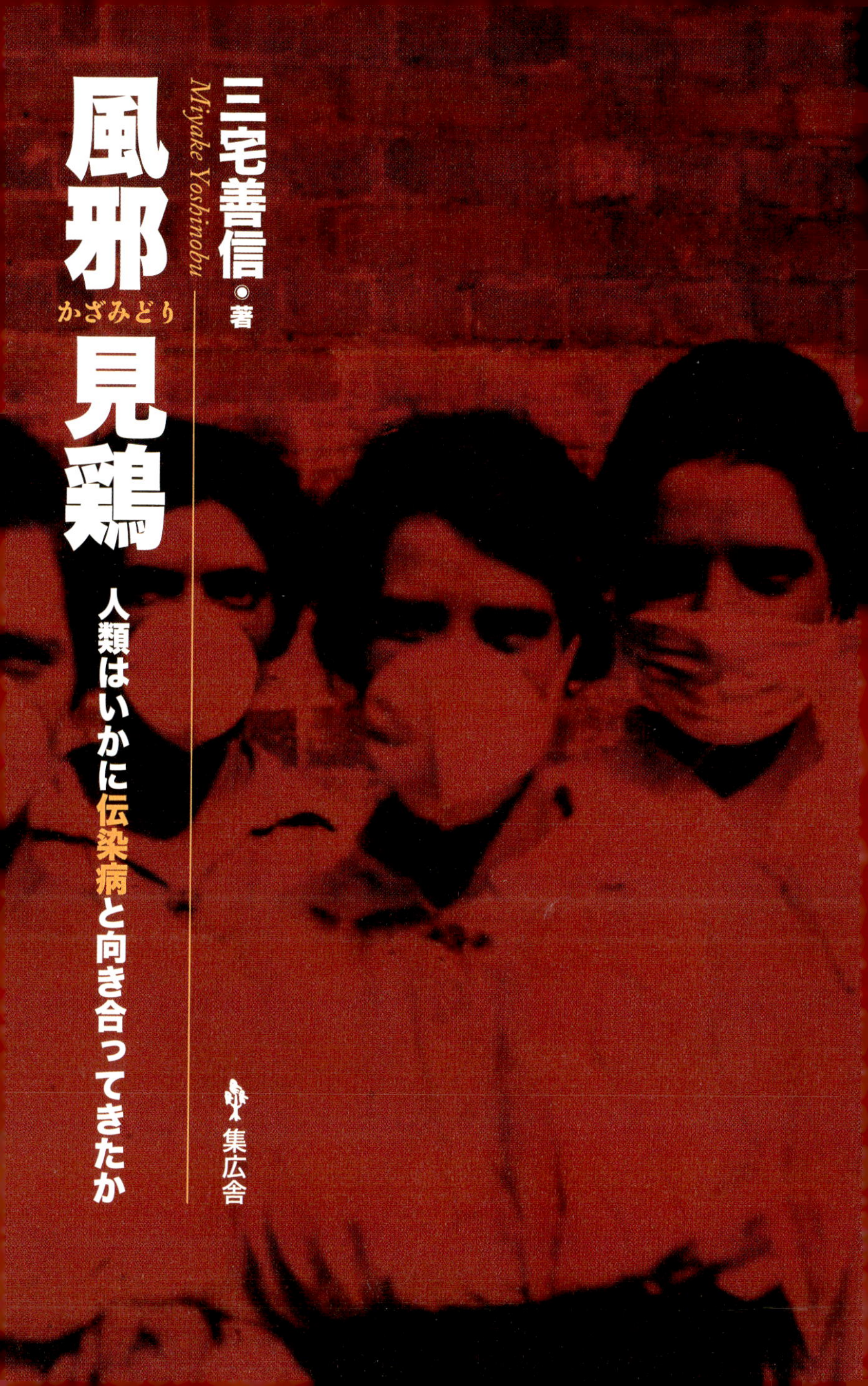

風邪見鶏《かざみどり》

人類はいかに伝染病と向き合ってきたか

三宅善信◉著
Miyake Yoshinobu

集広舎

スペイン風邪の流行時に外科用マスクを着用した女性たち
(1919年、豪州クイーンズランド州ブリスベン、撮影者不明)

はじめに

二〇XX年、中国発の金融危機が世界経済を震撼させた。ヒト・モノ・カネ・情報が国境の壁を越えて高速で動き回るグローバル化した世界では、金融資本主義の「マネーゲーム」の恩恵とはおよそ関係のない暮らしをしてきたアフリカの遊牧民まで巻き込んで、経済恐慌の津波があっという間に、世界中を呑み込んでいった……。これが「百年に一度」とまで形容された「世界恐慌」である。しかし、これは明らかに人災である。新興国との「ものづくり」競争に敗れたアメリカが、新たな金儲けの手段として、コンピュータのキーボードを叩くだけで「カネがカネを生み出す魔法」である金融工学という二十一世紀の錬金術によって、それこそ「無から有」をデリバティブ

（派生）させたのである。数千兆ドルというこの世に実在しないマネーを「金融という魔法」によって創造したのである。だが、魔法というものはいつかは解けるものである。「幽霊の正体見たり、枯れ尾花」みんなが金《きん》だと思って狂奔していた物が実は鉛だったのである……。

そういう意味では、たしかに世界恐慌は「百年に一度」という人類社会にとっての危機《クライシス》には違いない。世界中で一挙に数百万人が職を失い、住む家を追われ、中には借金に追われて首を縊《くく》った気の毒な人もいるであろう。しかし、この世界恐慌という人災は、人類社会が現在直面しているもうひとつの危機である「新型（H5N1亜型やH7N5亜型）インフルエンザのパンデミック（感染爆発）」と比べたら、さざ波のようなものである。それはまさに壊滅的危機《カタストロフィー》とも言えよう。いったんパンデミックが始まったら、世界中でおそらく一億人以上の犠牲者が出るであろう。ウォール街での株価の暴落から始まった人類初の世界恐慌が一九二九年のことだったので、経済の世界では「百年に一度の恐慌」がそろそろ発生してもおかしくないと言われているが、「スペイン風邪」と呼ばれた前回の新型（H1N1亜型）インフルエンザのパンデミックは一九一八年のことであったので、近い将来、これまで人類が一度も経験したことのない新型インフルエンザが人類の前に出現したら、それこそ「百年に一度」の大災害である。

「スペイン風邪」と呼ばれた新型インフルエンザがパンデミックを起こしたのは、科学技術の飛躍的進歩によって航空機・戦車・毒ガスなどの人類史上初の大量破壊兵器が登場し、欧州を戦火の渦に巻き込んだ第一次世界大戦の最中の出来事であった。そして、その第一次世界大戦の戦死者総数八百万人の実に五倍に当たる四千万人がスペイン風邪によって死亡したと言われている。この大戦争が終結した本当の理由は、スペイン風邪の世界的流行によって、どの国もそれ以上戦争が継続できなくなったからだという説まであるくらいだ。直接戦禍の及ばなかった日本ですら三十八万人、米国では五十万人が犠牲になったのである。当時の世界の人口（約十八億人）は、現在の約四分の一程度だったから、現在の世界の人口に換算すると、一億数千万人に当たる人々がこの新型インフルエンザで死亡したことになる。

もちろん、百年前と比べて現在のほうが遙かに医療・公衆衛生技術が進歩しているので、たとえ未知の新型インフルエンザがパンデミックを起こしても、世界規模での被害は出ないであろうという楽観的予測もある一方で、当時とは比較にならないくらいグローバリゼーションが進展しているので、世界のどこかの地域で出現した新型インフルエンザの感染者が知らずに飛行機であちこちを移動して、偶然同じ機内に乗り合わせた人を通じて、わずか数十時間の内に高度に発達した高速交通手段によって一挙に全世界に拡散してしまうという非常に危険な世界にわれわれは暮らしているのである。その意味でも、われわれはヒト・モノ・カネ・情報が国境の壁を越えて自由に動き回るグローバル化した危険極まりない世界に暮らしているのである。

その上、人類社会を脅かしている伝染病は、何も新型インフルエンザだけではない。ＨＩＶ・エイズをはじめ、肝炎、梅毒、ヘルペス、ノロウイルス等々、数え上げたらきりがない。ここ十数年の間でも、日本では若者を中心にはしかや風疹が大流行した。高齢者の間では結核まで再流行しつつある。これだけ衛生環境が無菌化した日本社会においてなお、伝染病は「過去の病気」あるいは、衛生状態の悪い「途上国の病気」とは言えないことをあらためて意識させられた。「温暖化」という地球規模での気候変動はまた、本来日本では流行しえないはずのマラリアやデング熱などの思わぬ伝染病の蔓延をもたらすかもしれない。もちろん、このような時でも、最も悲惨な被害を受けるのは経済的な弱者である。グローバリゼーションは多くの問題を人類共通の課題にした。

このような大惨事に直面しても、人々が狼狽《うろた》えることなく対処するため、人類文明にとっての伝染病の意味を説き明かすために、私は本書を著すことにした。本書の内容は、過去二十年余にわたって私が主宰するウェブサイト『レルネット』上で提言してきた諸問題を元に構成し直したものである。なお、病理学的には、現在では「伝染病」という言葉を使わずに「感染症」という言葉を用いることになっているが、私が本書で問題にするのは、言うまでもなく、個々人の病理学的な意味での「感染症」ではなく、社会学的あるいは歴史的な意味での「伝染病」や「流行」についての考察であるから、本書においては、あえて「伝染病」という言葉を用いることにする。同様の理由で、現代における病理学上の正式の病名である「麻疹《ましん》」と呼ぶよりは、人々になじみのある「はしか」を用い、「痘瘡《とうそう》」のことを「天然痘」と呼ぶことをお許しいただきたい。

二〇一八年師走

三宅善信

風邪見鶏　目次

風邪見鶏《かざみどり》

目次

第四章　「桃太郎」とは何者なのか……81

第五章　BSEと鳥インフルエンザと鯉ヘルペス……95

第六章　スーパー・スプレッダーがいればこそ……125

第一章　インフルエンザと鳥の深い関係

ネグロス島で目にした衝撃的な光景

二〇〇八年十月十八日、筆者はフィリピンのネグロス島に居た。フィリピンは、経済的中心のマニラ首都圏を擁する北部のルソン島とジャングルにはイスラム系反政府ゲリラまでいる南部のミンダナオ島の他にも大小約七千五百の島々からなる島嶼国家であるが、筆者は、国際的なリゾート地として知られるセブ島の西隣にあるビサヤ諸島最大の島であるネグロス島のドゥマゲティ飛行場に降り立った。シリマン大学というアメリカンミッション系の大学がある以外にはさしたる特徴もないこの島は、ダイバーには魅力的なそのエメラルド色の美しい海とは裏腹に、島内は、飛行場から数分も車を走らせば貧困と不衛生な環境の家々が並ぶ、アジアの途上国に共通して見られる典型的な僻地の光景であった。

筆者は、国連経済社会理事会に総合諮問資格を有する国際ＮＧＯのひとつで、一九〇〇年にボストンで創設されたこの分野では最も歴史を有するＩＡ

RF[1]という組織の国際評議員として、IARFが世界各地で進めていたソーシャルサービスネットワーク事業のひとつを視察するためにネグロス島を訪れたのである。そのプログラムというのは、IARFが資金を提供して、一軒の貧困家庭当たりに一羽の雄アヒルと四羽の雌アヒルを無償で貸与し、三カ月後に「利子」として、八羽のアヒルを返してもらうという単純なプログラムである。その間に、アヒルは少なくとも三十個以上の卵を産んで、その内の三羽の雛を五羽の親鳥と共に返してもらうのだから、三カ月間の「利率」は一〇パーセントである。すなわち、二十七羽のアヒルの若鶏と雛は彼らのものとなる。巧く飼育すれば、卵を百個以上生むであろうから、実際の「利率」はもっと低い。

　途上国を支援する際に注意しなければならないことは、とにかく、彼らの「身の丈に合った」援助を構築することである。たとえ最新鋭のハイテク機器を供与したところで、その機械が正常に作動するために必要な電力の供給が不安定であったり、機械のごく一部に不具合が生じたとしても、彼ら自身で修理できずに放置されて結局無用の長物と化したりする。もっと酷いのは、

（1）三宅善信は二〇〇二年から二〇一〇年まで、このNGOの意志決定をする国際評議員のひとりで将来検討委員長を務めた。また、二〇一八年にも国際評議員に再選され、財務委員長に就任した。

当該国の歴史的・宗教的・社会的背景によって、日本では考えられなかったような使用法をされてしまうことがある。例えば、南アジアのある国では、日本では妊婦の健康と胎児の成育状態を調べるために広く利用されている超音波エコー診断装置が日本の医療援助として導入されたが、その頃から、その国における男児の出生数が女児のそれよりも年間に八百万人も多くなってしまったのである。

動物としてのヒトの新生児の男女比は五一対四九である。男子の出生率が女子のそれよりも若干高いのは、男児の死亡率が女児のそれよりも高いからであり、結婚適齢期になる頃には、男女比は五〇対五〇になるのである。その男女差を考慮に入れても、年間の男児の出生数が女児よりも八百万人も多くなるのは〝不自然〟極まりない。いかなる民族や地域においても、伝統的な農村社会では、労働力として役に立つので女児よりも男児のほうが重宝される。つまり、母体の保護と新生児の死亡率低減のために日本から援助された超音波エコー診断装置の出生前診断が「男女の産み分け」つまり「女児の間引き」に利用されているのである。この一例を見るまでもなく、「途上国援助」というのは、単なる「予算の多寡」の問題だけではなく、相手の歴史的・宗教的・社会的背景を知ることが大切なのである。

件《くだん》のネグロス島における〝アヒル銀行〟プロジェクトは、その意味では、援助を受ける地域の社会状況に大変よく適合した「地に足の付いた」プログラムであるが、実は、彼らが想像することもできないようなグローバルレベルの危機が、このプロジェクトを思いもかけない問題に放り込もうとしていたのである。何故なら、ネグロス島で筆者が目の当たりにしたものは、大変、粗末で不衛生なあばら屋が連なる一帯（自然のジャングルではなく、一応は人の手が入ったバナナのプランテーションではあるが……）で、ニワトリが放し飼いになっており、各家が竹で造った一畳ほどの簡単な柵で囲い込んで、そこにアヒルを飼っていたからである。しかも、大概の家では、その隣でブタまで飼っている。

本来は野生のカモ類の伝染病であるインフルエンザ(2)が、渡り鳥として飛んできた野生のカモから、カモを家禽化したアヒルにまず感染し、同じ家禽であるウズラやシチメンチョウやニワトリを通じて、隣接して飼われているブ

（2）理論上、一九八種類あるといわれるA型インフルエンザの内、哺乳類に感染するのはほんの数種類だけでありが、カモ類はそれらのすべて亜型のインフルエンザウイルスを有していると言われている。

タに感染する課程で遺伝子が突然変異を起こして、哺乳類に感染するウイルスに変異することが判明している。したがって、最初は鳥類の間では消化管を通って（口から入って、肛門から排泄する）感染していたインフルエンザが、哺乳類では気道感染（口や鼻から入って、喉・気管・肺で発症し、クシャミ等で飛沫感染する）へと、その感染経路を変化させるのである。

大空を自由に飛び回る野生のカモの場合、呼吸器を経由して飛沫感染することはほぼ不可能であるが、渡り鳥の習性として、一度に数千羽、場合によっては、数十万羽が同じ池なり湖なりで羽を休めることがあり、その際に、肛門から排泄されたウイルスを別のカモが水草やタニシを食する際に口から取り込み、そのカモの消化管内で増殖するという方法が、ウイルスにとっては最も効率的な感染経路となる。それが家禽を通じて豚に感染する際には、地面に鼻や口を付けて動き回る豚の粘膜に、鳥類の糞が接触して感染。豚の体内で遺伝子変異して、鳥類のように高速に移動できない哺乳類の間では、呼吸器の病気として近くにいるもの同士で感染させ合うというのが、自ら移動手段を持たないウイルスとしては、最も効率の良い生存戦略である。

A型インフルエンザは理論上、一九八種類もある

現在、世界で最も危機感をもって捉えられている伝染病が「H5N1亜型」と呼ばれる鳥インフルエンザであることは言うまでもない。エイズや天然痘（痘瘡）などは、確かにその高い到死率からして恐ろしい感染症には違いないが、いったん大流行が始まったら、その感染力の凄さについてはインフルエンザに勝る伝染病はない。

これまで相当数の死者が出ている東南アジア地域でも、死者は皆、農村などで家禽の世話している人々の濃厚接触によるトリからヒトへの感染者に留っているが、患者の体内でH5N1亜型のインフルエンザウイルスの遺伝子が突然変異を起こして、いったんヒトからヒトへと感染するようになると、大変なことになる。　次ページの図表を見て欲しい。　感染力が強いA型インフルエンザウイルスには、蛋白質の分子構造上、H1からH18まで、そしてN1からN11までの異なったパターンを持つウイルスが理論上、存在する。

（3）ヒト免疫不全ウイルス（HIV）に感染した人をHIVポジティヴと呼び、発症した人をエイズ（AIDS）と呼んでいる。

（4）長年、ヒトと共生してきたB型とC型は、すでに「おとなしい」ウイルスになったが、本来は鳥のインフルエンザであったA型は、ヒトに感染するようになってまだ百年ほどしか歴史がないので、ヒトの免疫システムとの間でまだまだ「折り合い」がついていない。

197種類あるA型インフルエンザウイルスの亜型

	N1	N2	N3	N4	N5	N6	N7	N8	N9	N10	N11
H1	H1N1	H1N2	H1N3	H1N4	H1N5	H1N6	H1N7	H1N8	H1N9		
H2	H2N1	H2N2	H2N3	H2N4	H2N5	H2N6	H2N7	H2N8	H2N9		
H3	H3N1	H3N2	H3N3	H3N4	H3N5	H3N6	H3N7	H3N8	H3N9		
H4	H4N1	H4N2	H4N3	H4N4	H4N5	H4N6	H4N7	H4N8	H4N9		
H5	H5N1	H5N2	H5N3	H5N4	H5N5	H5N6	H5N7	H5N8	H5N9		
H6	H6N1	H6N2	H6N3	H6N4	H6N5	H6N6	H6N7	H6N8	H6N9		
H7	H7N1	H7N2	H7N3	H7N4	H7N5	H7N6	H7N7	H7N8	H7N9		
H8		H8N2	H8N3	H8N4	H8N5	H8N6	H8N7	H8N8			
H9	H9N1	H9N2	H9N3	H9N4	H9N5	H9N6	H9N7	H9N8	H9N9		
H10	H10N1	H10N2	H10N3	H10N4	H10N5	H10N6	H10N7	H10N8	H10N9		
H11	H11N1	H11N2	H11N3	H11N4	H11N5	H11N6	H11N7	H11N8	H11N9		
H12	H12N1	H12N2	H12N3	H12N4	H12N5	H12N6	H12N7	H12N8	H12N9		
H13	H13N1	H13N2	H13N3			H13N6		H13N8	H13N9		
H14		H14N2	H14N3		H14N5	H14N6		H14N8			
H15		H15N2		H15N4		H15N6		H15N8	H15N9		
H16			H16N3						H16N9		
H17										H17N10	
H18											H18N11

N1N1　1918年 スペインかぜ 5000万人、1977年 Aソ連型

H2N2　1957年 アジアかぜ 160万人

H10N8 1965年 イタリア / ウズラ

H3N2　1968年 A香港型 50万人

H5N1　1975年 米国 / トリ

H1N2　1988年 中国、2001年 中東 / ヒト、ブタ

H7N7　2003年 オランダ / ヒト、トリ、ブタ、アシカ

H2N3　2006年 米国 / トリ、ブタ、ウマ、イヌ

H7N9　2013年 中国 / トリ

H5N6　2016年 中国 / トリ

そのパターンの違いとは、ウイルスが寄宿主細胞に取り付く（あるいは離れる）ための「腕」となる二種類の蛋白質、ヘマグルチニン（以下Hと略す）並びにノイラミニダーゼ（以下Nと略す）の変化形であるが、その違いを羅列したのが前ページの図表である。

この図表を見ても判るように、インフルエンザウイルスには二種類の「腕」があるので、その組み合わせのパターンは、理論的には一九八とおり（一八×一一）の型式を有するウイルスが存在することになる。もちろん、自然界では、ある特定の組み合わせは分子配列上の収まりが悪いので、この一九八型式（亜型）のすべてが自然界に安定した形で継続的に存在できるとは思わないが……。この表にあるように、これまでヒトに感染するインフルエンザとしては、H1N1（一九一八年のスペインかぜ、一九七七年のソ連かぜ）、H2N2（一九五七年のアジアかぜ）、H3N2（一九六八年の香港かぜ）という三種類のA型インフルエンザウイルスが広く知られていた。

ヒト以外の哺乳類では、ブタに感染するH1N2ならびにH3N3、さらにウマに感染するH2N3、アシカに感染するH4N4ならびにH7N7な

（5）ウイルスの分子レベルでの解析が可能になるまでは、インフルエンザウイルスは「A香港型」とか「Aソ連型」などと、呼ばれていたが、現在では、A型のインフルエンザウイルスは、HとNの組み合わせで表現されるようになった。

どの亜型インフルエンザウイルスが知られているが、現在、大きな問題となっている高病原性鳥インフルエンザウイルスは、H５N１とH７N９というまったく新しい型式を持ったウイルスである。H５N１亜型のインフルエンザは、一九九八年に香港においてトリからヒトに感染したことが報告された。であるからして、このH５N１亜型はこの世に出現してまだ二十年しか経っていないインフルエンザであり、H７N９亜型に至っては、二〇一三年に上海において初めてトリからヒトへと感染が報告された新顔であり、当然のことながら、人類のほとんどが免疫抵抗力を持たない大変危険なウイルスであると言えよう。

インフルエンザは言うに及ばず、この世に存在する大部分のバクテリアやウイルスは、ヒトという新参者の種が地球上に誕生する遙かに以前からこの地球に存在していた、いわば「生物界の大先輩」であることは言うまでもない。その意味では、旧約聖書の『創世記』にあるように、「はじめに神（ヤハウェ）は天地山河を創り、さまざまな種の生きものを創り、最後に人（アダム）を創った」という記述は、ある意味、科学的にも当を得ているのである。であるからして、論理的には一九八とおり考えられるA型インフルエンザウイルスの中でも、ヒトへの感染力を持ったものが、現在知られているものでは、この表に見られるように、わずか六とおりしかなかったとしても不思議なことではない。

平安時代から知られていた鳥インフルエンザ

ところが、二十一世紀に入ってからの一連の鳥インフルエンザ騒動で一般の人々にも知られるところとなったように、野生のカモ類にはこの一九八とおりすべてのインフルエンザウイルスがあると言われるのである。それが、たまたま濃厚接触⑹によってブタをはじめとする哺乳類に感染し、さらにそれがまた体内での遺伝子組み換えが行われてブタからヒトへ、あるいはヒトからヒトへといったように、哺乳類同士で感染するようになれば、それこそ事態は一大事に至るのである。

（6）養鶏業を営む人などが、鶏舎内で舞い上がる鶏糞などの粉末からインフルエンザウイルスを吸入した際に感染する可能性があるのであって、専門の施設で加工された鶏肉や鶏卵を消費者が食べてもなんら問題のないことは言うまでもない。

それでは、なぜカモをはじめとする鳥類にはこんなにも多くの型のインフルエンザウイルスが存在し、逆に、ヒトをはじめとする哺乳類にはこれほど少ない型のインフルエンザウイルスしか存在しないのだろうか？　答えは簡単である。ヒトが初めて空を飛べるようになったのは今からわずか百十数年前の一九〇三年のライト兄弟による飛行機の発明以後のことである。しかし、ヒトが空を飛べるようになる数千万年も前から、鳥たちは大空を自由に飛び回っていたのである。インフルエンザウイルスがより広範囲へ自分たちの子孫をバラ撒きたいのなら、「遺伝子の戦略」としては、自らの四脚でてくてくと歩くことしかできなかった哺乳類に取り憑くよりも、一日に何百キロも飛ぶことができ、広い海洋すら越えて大陸から大陸へと自由に移動することができる鳥類（なかんずく渡り鳥）に感染しやすいように特化したほうが、その種（インフルエンザウイルス）の保存にとって有利であったことは言うまでもない。

平安時代の宮中行事に起源をもつといわれる「七草粥」(7)にまつわる興味深い話がある。「七草粥」とは、神式の正月の最終日に、官庁の御用始めに

(7)　五節句の第一である「人日《じんじつ》」の節句。仏式の正月は「後七日《ごひちにち》」と呼ばれ、一月八日から十四日までを指す。宮中では真言院においてこの七日間、天皇の安寧や国家安穏を祈る密教の秘法を修した。

当って、その年の無事息災を願って、セリ、ナズナ、ゴギョウ……の七種類の野草を刻んだものを粥に入れて食する行事が民間にも広まり、それが習俗化したのであるが、問題なのは、その七種類の野草を刻む時に唱われる民間伝承的な歌の詞である。曰わく「七草ナズナ、唐土の鳥が、日本の国に渡らぬ先に、恵方に向かい、トコトントコトントコトントン……♪」驚くべきことに、われわれ日本人の先祖は、千年も前から既に、冬場に流行る未知の疾病が渡り鳥に乗って中国大陸からもたらされる（「唐土の鳥」）ということを経験則的に知っていたのである。

ただし、広い海の上を、あるいは山岳地帯を飛んでいる時に、その鳥がインフルエンザを発症し、たとえその個体が死んで洋上や地上に落下したとしても、別の鳥に感染する可能性は極めて低いので深刻な影響はなかったが、数千年前、人類が人口密度の高い都市国家で暮らすようになった途端に伝染病が深刻な社会問題となったのと同じように、二十世紀になってからの人間の手によるニワトリやアヒル等の家禽類の大規模飼育は、古代の都市国家と同様、いったん、外部から飛来した渡り鳥から家禽にインフルエンザウイルスが感染すれば、感染の連鎖反応が起こり、爆発的に増殖することが可能になるという環境が人為的に創り出されたのである。ウイルスにとっては、より棲み易い世の中となった。こうして、鳥インフルエンザが蔓延する下準備はすっかり整っていたのである。

ワクチンを造っている連中を疑え

さらに、ウイルスにつきものの厄介な特徴的現象として、突然変異の問題がある。いったん突然変異を起こし、強力な感染能力を身につけたウイルスは、ヒトに限らずどの種類の生物（宿主）にとっても非常に危険な存在になりうるのであるが、このことを金儲けの手段にしようとしている企業がある。

最初に述べた理論的に考え得る一九八種類すべての鳥インフルエンザウイルスの哺乳類への感染力を持った変容体を、遺伝子組み換え技術を用いて実験室の中で既に創り出しているバイオ企業がアメリカにはある。この企業は、まだ実際にはこの世に存在もしていない——哺乳類間での感染能力をもった変容体としては確立されていない。——インフルエンザウイルスを、遺伝子組み換え技術によって予め人工的に創り出し、あろうことか、そのすべてのRNAの塩基配列に対して特許権を取得してしまっているのである。

もし、近い将来、H5N1亜型やH7N9亜型に限らず、ヒトへの強力な感染力を持った新型のインフルエンザウイルスが誕生して人間界に広まった時、そのウイルスに対抗するワクチンを製造するためには、人類は莫大な特許権使用料をその企業に対して支払わなければならないのである。つまり、その企業は、「将来の人類の生存権」を人質にとって金儲けをしようとしているのである。

健全な市民社会は、このような暴挙を見過ごしてはいけない。

その意味で、筆者は、新自由主義経済を金科玉条のように奉じる連中（政府、大企業、ヘッジファンド等）対しては「反グローバリズムの闘士」たろうと思う。

少なくとも、エイズをはじめとする人類の生存を左右するような感染症に対するワクチンを製造するための遺伝子情報等については、「人類共通の財産」として、私企業や特定の国家による特許権の取得および行使を大幅に制限するというふうに国連等の国際機関が主導して、各国政府に条約を結ばせるべきである。

さもなければ、ますます新種の感染症の発生という自然の脅威やバイオ・テロという人為的な脅威が人類全体の生存にとって大きな問題となるだろう。実は、筆者は、東南アジアにおける鳥インフルエンザや、二〇〇三年に中国で大流行した新型肺炎ＳＡＲＳや二〇一五年に中東で大流行したＭＥＲＳの原因について、ひとつの疑念をいだいている。以前、ある医科大で公衆衛生学を講じる専門家と話す機会があったが、その医師から、開口一番「今回の鳥インフルエンザ騒動についてどう思われますか？」と尋ねられたので、筆者がここまでに論じたような拙見を開陳したら、意外なことにその医師から、「これってアメリカの陰謀だとは思われませんか？」と真顔で問い返された。同医師が言うのには、「ＳＡＲＳといい、鳥インフルエンザといい、東南アジアの中国系社会ばかりに大きな被害が出るのは不自然だ」と言うので、筆者が「確かアメリカのデラウエア州でも鳥インフルエンザの被害が発生したじゃありませんか？」と尋ねると、「でも、それは実害のない弱毒性のＢ型のほうでしょう?」と言われた。

　日頃からアメリカの新自由主義経済支配に異議を申し立てている者としては迂闊《うかつ》であった。そう言われればそうである。コンピュータウイルスを創って世界中に迷惑をまき散らしている〝犯人〟のかなりの部分は、実は「ワクチン」ソフトを売っている会社(もしくは、その会社から委託を受けた人)だと言われている。巷間言われるように、プログラム「オタク」の誰かがコンピュータウイルスを創ってバラ撒いたとして、その行為になんの意味があるというのか? それよりも、次々と新種のウイルスが創られてインターネットの世界に被害をバラ撒いてくれなければ、高価な新しいワクチンソフトが売れないではないか……。でも、よく考えてみれば、新しいコンピュータウイルスが出現した途端に、既にワクチンソフトを購入しているパソコンに対して新しいワクチンが送られてくるのは、ワクチンソフト製造会社が初めから「新しいウイルス」を知っていたから「対抗するワクチンもすぐ造れた」と考えているほうが妥当である。まさに、マッチ・ポンプである。新型インフルエンザの出現に関しても同じことが言える。そして、「これらの総元締めをアメリカ政府当局が行っている」とその医師は言うのである。大いに考えられることである。

これまで三種類のインフルエンザが大流行した

さて、話を本題のインフルエンザに戻そう。因みに、先ほどの分類表中の「いの一番」の位置にあるH1N1亜型のインフルエンザが最初に検知されたのは、第一次世界大戦中の一九一八年に大流行したいわゆる「スペイン風邪」と呼ばれたインフルエンザからである。このインフルエンザは世界的な大流行をきたし、毒ガスや戦車・飛行機などの科学技術の粋を尽くした大量破壊兵器が投入され、人類史上初めて国民国家同士が総力を懸けて戦った第一次世界大戦の総戦死者数八百万人の五倍に当たる四千万人が死亡したと言われる。主戦場となったヨーロッパ大陸から遠く離れた日本でも、三十八万人が犠牲になったのである。一九〇三年生まれの亡祖父は、生前よく「スペイン風邪」の被害が日本でもいかに大きかったかを筆者に語ってくれた。

当時の世界の総人口は、現在の約四分の一程度だったから、現在の世界の人口に換算すると、約一億数千万人がこのスペイン風邪を呼ばれた新型インフルエンザで死亡したことになる。しかも、当時と比べて現在のほうが遙かにグローバリゼーション（地球の一体化）が進展しているので、ある日、世界のどこかの地域で発生した新型インフルエンザの感染者が、わずか数十時間の潜伏期間のうちに世界中のほとんどすべての都市へ移動することができる高速交通手段を身につけた人類にとっては、同じ機内や車内にいるだけで簡単に空気感染してしまうインフルエンザウイルスほど危険なものはないと言えよう。また、いったんこれらの新型ウイルスがヒト・ヒト感染を始めてしまうと、一挙に拡散してしまうという非常に危険な世界にわれわれは暮らしているので、二十一世紀に至った現代では、百年前の人口比から計算した一億数千万人どころか、場合によっては、全世界で五億人の死者が出るという想定すらあるくらいである。

二十世紀における世界的なインフルエンザの流行は、一九一八年の「スペイン風邪」に続いて、一九五七年に大流行した「アジア風邪」として知られるH2N2亜型のインフルエンザ。さらには、その十年後の一九六八年に大流行した「A香港型」と呼ばれていたH2N3亜型のインフルエンザ。さらに、一九七七年に再度大流行した「Aソ連型」として知られるH1N1亜型のインフルエンザが有名である。われわれはかつて、「A香港型」とか「Aソ連型」というふうに、その流行が最初に確認された地域の名前を冠し、インフルエンザの種類を区別していたが、遺伝子レベルでウイルスの分子構造を解析できるようになった現在では、インフルエンザウイルスは、公式には、このH1からH18までとN1からN11までの数字の組み合わせ（一八×一一＝一九八とおり）の名称で、専門家の間では呼ばれているのである。

ここで、あることに気が付かれた方は、かなりしっかりと本書の内容を摑んでおられる。それは何かというと、一九一八年に大流行したいわゆる「スペイン風邪」と、一九七七年に大流行した「ソ連風邪」とが、いずれもH1N1亜型という同じ型式のインフルエンザという点である。もちろん、インフルエンザウイルスはそのあまりにも小さくて単純な分子構造ゆえに、毎年のように劇的な突然変異を繰り返し、その都度「新型」(8)として登場してくることはよく知られるが、この一九一八年のスペイン風邪と一九七七年のソ連風邪は、基本的には同じ型式のインフルエンザが大流行したのである。

「六十年周期説」は単なる偶然か？

原因はなぜか？　それは一九一八年の「スペイン風邪」の時代を生き抜けた人々は、当時はもちろんワクチンなんかなかったので、言葉を換えれば、みな「スペイン風邪（H1N1亜型）」に対する免疫抵抗力を身につけた人ということができるわけであるが、それから六十年の歳月を経て、当時のスペイン風邪に対する免疫力を持っていた人たちが人類社会にほとんどいなくなったということが原因であると考えられる。これが、いわゆる「インフルエンザ六十年周期説」という考え方である。病理学の専門家ではないので、この説がどれほどの科学的根拠を持つかは知らないが……。他にもこの世に

（8）この場合の新型というのは、ヘマグルチニンおよびノイラミニダーゼの型式の変化という「フルモデルチェンジ」ではなく、同じHとNの形式を持ちながらも、そのRNAの一部が変化をきたすという「マイナーチェンジ」のことである。

は「六十年周期説」と呼ばれるものがたくさんあるのは、単なる偶然とは思えない。

「六十年周期説」の最も有名な例はタケ（竹）である。タケは六十年に一度だけ開花し、ある竹藪でタケの花がいっせいに開花し出すとその竹藪のタケはすべて枯れると言われる[9]。そのことによって、タケの実――タケはイネ科の植物なので、その花も実もイネとそっくり――を食べる野ネズミが大量発生し、その高栄養価のタケの実を食い尽した野ネズミが、新たなる餌を求めて今度は人間の田畑から穀物を食べ、大飢饉の原因――しかもペストの流行も重なる――とも言われている。これがいわゆる「タケの六十年周期説」である。

他に、もっと日本人の生活に直結した「六十年周期説」としては、いわゆる十干十二支の組み合わせ（＝干支《えと》）である。古来、中国より伝わったこの暦は甲子《きのえね》から始まり、癸亥《みずのとい》までの六十とおりの組み合わせで一回りすることになっている。それゆえ、東洋では六十歳を迎えると、暦が一回りした「還暦」として祝うのである。近代に至るまで、ヒトの平均寿命は六十歳よりは

（9）タケは地下茎を伸ばし、筍によって増えるので、親竹と子竹は遺伝子的には全く同じクローンである。そのほうが、生育環境さえ変らなければ自己増殖するには有利である。しかし、何十年に一度だけ花を咲かせて実を結ぶ（有性生殖をする）ことによって遺伝子のシャッフルを行ない、新しい遺伝子の組み合わせを持った子孫を遺すシステムを採用しているのである。

るかに短かったので、生まれ年を表わす干支も六十とおりあれば、十分間に合った。因みに、阪神タイガースの本拠地である甲子園球場は、大正十三年（一九二三年）の「すべての始まり」という縁起のよい甲子の年に造られたので「甲子園」と名付けられ、また「初代の天皇」ということになっている神武天皇が即位した年も、実際に日本で天皇制が始まった時代に千年以上も下駄を履かせた紀元前六四〇年の甲子の年の一月一日[10]に、大和国の橿原で「即位した」いうことに〝即位〟後、二千年以上経った明治になってから比定されたのである。

このように、古代中国の影響を受けた地域では、六十はたいへん神聖なナンバーであった。同様に、古代メソポタミアにおいても、天文観察との関係で六十進法が使われていたのである。確かに六十という数字は、三十、二十、十五、十二、十、六、五、四、三、二と、実に十とおりの数で割り切ることができるので、何らかの基本的な単位にするのには非常に適したマジックナンバーと言える。メソポタミア文明から数千年を経た現在でもわれわれはその影響を受けて、一時間は六十分であるし、一分は六十秒ということになっ

（10）紀元前六四〇年の太陰暦の一月一日がグレゴリオ暦に換算すると、二月十一日に当たることから、明治六年（一八七三年）になって「紀元節（後の建国記念の日）」が二月十一日と定められた。ただし、これを換算したグレゴリオ暦自体が制定されたのは、十六世紀のことである。

ている。このように、「六十」という便利な数字が一人歩きし出すと、他に、何らかの合理的な根拠がなくても、いろいろな「六十年周期説」というのが、まことしやかに言われるようになるのである。先ほどの一九一八年のスペイン風邪から一九七七年のソ連風邪までがあしかけ六十年であったように……。

さらに、この「六十年周期説」は、経済や政治の分野でもその信奉者を有しているのである。例えば、日本の近代史を見る時、一八六八年の明治維新から六十年が経過した一九二九年（昭和四年）、世界経済の中心地ニューヨークのウォール街における株の大暴落に端を発した世界恐慌が近代資本主義経済への発展過程にあった日本社会を直撃し、その後の「五・一五事件」や「二・二六事件」といったテロと十五年戦争の時代へと導いていったことはいうまでもない。しかも、そこからさらに六十年が経過した一九九〇年に、今度はバブル経済が弾けたのである。これがいわゆる「景気の六十年周期説」である。

同様に、真珠湾《パールハーバー》攻撃によって太平洋戦争の幕が切って落されたのは一九四一年（昭和一六年）のことであるが、それからちょうど六十年経った

(11) 驚くべきことに、当時のアメリカ証券市場には、「先物」取引によって、「現物」価格の暴落をヘッジするというシステムがなかった。因みに、日本においては、既に十七世紀の段階で、全国の大名の蔵屋敷が建ち並ぶ大坂堂島の米相場において、四年先までの「先物」が取引されていたというから、その先進性は驚愕に値する。

二〇〇一年、アメリカは再び「九・一一」米国中枢同時多発テロ事件の勃発によって、「社会主義との冷戦」に勝った浮かれ気分から強制的に覚醒させられ、際限のない新たな対テロ戦争の時代へと導かれていったのである。アメリカの富と繁栄の象徴、ウォール街に近い世界貿易センターのツインビルが崩壊した映像を見た時、多くのアメリカ人が「パールハーバー」を連想したのも当然だ。他にも、歴史の年表を繰っていけば、いくらでも「六十年周期説」を当てはめることができる。このように、今回の鳥インフルエンザの問題がわれわれ二十一世紀に生きる人類に投げかけた課題というのは、あまりにも多くの示唆に富んでおり、その意味で、われわれは風邪見鶏の立場を注意深く実行していかなければならないのである。

第二章　都市は人類に何をもたらしたのか

ギルガメッシュとスサノヲ

「現代文明に直接繋がる人類文明がいつどこで始まったか？」と尋ねられれば、私は躊躇せずに、「五千五百年前にメソポタミアで始まった」と答えるであろう。もちろん、ヒトに限らず、あらゆる「生命」は、三十数億年前に偶然発生したひとつの有機化合物の「末裔[12]」であり、現存するヒトという種の生物は、約二十万年前に東アフリカに現れたホモ・サピエンス・サピエンスという類人猿の一種の子孫であることは言うまでもない。われわれは、それより以前に現在のヨーロッパに分布していたネアンデルタール人や、現在の中国に居た北京原人の子孫ではない。彼らは、生物の種としては「絶滅」してしまった「別系統の人類」なのである。つまり、現生の白人《コーカソロイド》も黄色人種《モンゴロイド》も皆、十万年くらい前までは「黒人《ネグロイド》」だったのである。

しかし、私が今ここで問題にしているのは、生物の一種としてのヒトのことではなく、人類としての文明史のことであることは言うまでもない。そう

(12) 地球上に存在するすべての生命は、共通の四種類の塩基（＝遺伝子）を使ったDNAもしくはRNAを用いてその生命情報を伝達しているのが何よりの証拠である。

なってくると、おそらく、世界の各地で同時発生的に現れてきた縄文文明をはじめとする人口の集積化以後のことであろう。なかんずく、中近東のメソポタミアで始まったとされる農耕文明と切っても切り離せない関係があるであろう。狩猟採取生活は、はるか以前の類人猿の段階から行われていたことは、チンパンジーを観察すれば一目瞭然である。しかも、彼らは簡単な加工を施した「道具」も用いたし、仲間同士のコミュニケーション手段としての簡単な「言語」も存在していたであろう。大脳新皮質が発達したネアンデルタール人や北京原人は、ものごとを客体化する「芸術性（洞窟内の壁画等）」も獲得していたであろうし、チンパンジーにはなかった死者を埋葬するという「宗教性」も備えていた。しかし、これらの人類文明の段階と、私がここで採り上げようとするメソポタミアでの農耕文明との間には、決定的な「差異」が存在するのである。

人類が「農耕」という新技術を獲得することによって、食料の蓄積とその生産性の飛躍的な上昇から、人口の集積が幾何級数的に進んだことは想像に難くない。それ以前の「石器」に代わる「青銅器」の出現は、人類の生活を一変させた。ここで、メソポタミアで発見された人類最古の文字記録である粘土板に記された『ギルガメッシュ叙事詩』について触れなければならない。人類最古の都市のひとつウルクに住んでいた英雄のギルガメッシュは、その友エンキドゥと共に、鬱蒼《うっそう》と茂ったレバノン杉の森――農耕開始以前の中近東は、現在の砂漠地帯とは異なり、広く森林に覆われていた――に棲む半神半獣の怪物フンババと戦い、遂には、ギルガメッシュが手にした青銅の斧でフンババを斬り殺し、その森から切り出したレバノン杉の木材で巨大な神殿を建て、都市国家ウルクで人間界の神聖王になるのである。

その後、この地域のレバノン杉はどんどんと切り倒され、「バベルの塔」の物語のモデルと言われるジグラットやピラミッド建設の材料となっていったのである。もちろん、森を切り拓けば、材木を都市建設に使えるだけでなく、何万年もの間に落葉が堆積され続けた肥沃な大地は、絶好の「耕作地」として利用できるのである。これこそ「一挙両得」である。この『ギルガメッシュ叙事詩』のエピソードが、紀元前六世紀の前半にこの地に興った新バビロニアのネブカドネザル王によってユダ王国が滅ぼされ、ユダヤ人たちは「バビロン捕囚」の憂き目を見たが、その際に「洪水伝説」や「バベルの塔伝説」としてユダヤ人たちに伝わり、その後成立した『旧約聖書』に取り入れられ、後の時代のキリスト教やイスラム教を通じて「人類共通の古典」となっていったのであるから、『ギルガメッシュ叙事詩』の物語は、人類の文明史にとって徒や疎かにはできないのである。

ギルガメッシュが、それまで何人《なんぴと》も立ち入ることのできなかった森に深く分け入り、森の守り神であるフンババを殺して木々を切り倒す話は、宮崎駿監督の『もののけ姫』を観た人なら、思い当たる節があるであろう。同作品は、明らかにこのギルガメッシュ叙事詩のエピソードをプロットにしている。

ところが、アジア大陸の東に連なる列島（日本のこと）では、ギルガメッシュとは全く異なる森と文明との関係性を語る以下のような面白い神話が残っている。

『日本書紀』によると、高天原から天下ったスサノヲ（素戔嗚尊）とその息子イソタケル（五十猛命）は、最初、新羅に天下るがその土地が気に入らず、現在の和歌山市北部へと再降臨する。そこで、自分の鬢髭《もみあげ》、胸毛、尻毛、眉毛を抜いて大地に植えると、それが杉や檜や槇や楠となって茂り、人々から神聖王として崇められるようになったという。それ故、その地は「木の国（＝紀伊国）」と呼ばれるようになったそうである。森林を切り拓いて神聖王（地上の支配者）になったギルガメッシュと、木を大地に植えて神聖王（地上の支配者）となったスサノヲを比べてみるだけでも興味深い。案外、西洋と日本の文明の違いの源泉はこんな素朴なところにあるのかもしれない。

都市文明が創唱宗教を創り出した

こうして、メソポタミアで成立した都市文明が人類社会にもたらせたものは数多くある。中でも、文字、法律、税金、社会階層といった人類の文明に深く関わる諸制度はこの時、成立したと考えられる。原始時代から、人類には言語はあったが文字は必要なかった。法律や税金や社会階層しかりである。これらの要素はすべて、農耕社会の成立によって出現した人口と富の集積が生み出したものである。

筆者は、前節で、「大脳新皮質が発達したネアンデルタール人や北京原人は、ものごとを客体化する「芸術（洞窟内の壁画等）」の力も獲得していたであろうし、死者を埋葬するという「宗教性」も備えていた」と述べたが、ここで言う「宗教性」とは、ホモ・サピエンスという新興の人類が、大脳新皮質の〝異常な発達〟によって獲得した「ものごとを実物大に見ない」という能力[13]から敷衍される「宗教的情操」すなわち、死者に対する特別の感情――「埋葬」の痕跡などはその証拠――や、諸々の「儀礼」や自然崇拝を含むいわゆる「アニミズム」は、世界中のあらゆる地域で普遍的に見ることができるが、ここでいう「宗教」とは、現在、われわれが「宗教」という言葉を聞いた時に真っ先にイメージするであろうキリスト教や仏教やイスラム教と言った「創唱宗教」のことではない。

「創唱宗教」とは、歴史上のある時点で、特定の人物（教祖）あるいは人物集団によって提唱された、特定の教義体系を有する宗教のことである。この創唱宗教は、文字、法律、税金、社会階層といった人類の文明に深く関わる諸

(13) 一般に、肉食獣は補食対象を正確に認識する能力を有するが、それはあくまで「実物大」の情報認識である。ヒトという動物は、その能力を超えて個別の対象から客体化された概念を抽出したり、それを再構成し現実に投影する能力まで獲得した。さらに、その能力を通り越して、ものごとを過小評価したり、過大評価したりするという能力すら獲得した。そのことが「宗教的情操」を生み出したことは言うまでもない。

制度と共に古代の都市文明によって成立したものと筆者は考える。原始的なアニミズム的な宗教は、先述したように、ホモ・サピエンスに先行する人類の段階からあったであろう。しかし、後に「創唱宗教」と呼ばれるような宗教であるキリスト教や仏教は皆、都市文明というものがその前提にあり、その都市文明に抑圧された人間のあり方を問うところから始まっているのである。したがって、現代世界に生きるわれわれにとって、あるいは「宗教」と呼ばれている現象について考えようとするわれわれは、実は、古代の都市文明というものを抜きにしてはこれを考えることができないのである。しかも、それは、伝染病との関わり合いの中で成立していったというのが、筆者の仮説である。

祇園八坂神社の祭神は素戔嗚尊ではなく牛頭天王

日本において、最も長い期間、大都市であり続けた都市と言えば、七九四年に遷都されて以来、千二百年間にわたって栄え続けた京都をおいて他はない[14]。そして、その京都において町衆を巻き込んで行われる最大の祭が祇園祭なのである。伝統的な日本の「祭り」には、「豊作を祝う」農村型の秋祭り――春祭りは「豊作祈願」もしくは「予祝」であるから、秋祭りと同じ類型――と、都市型の夏祭りがあるが、夏祭りの多くは、伝染病封じ、もしくは怨霊慰撫や先祖供養といったネガティブな力を抑えることを主目的にしているものが多い。当然のことながら、前近代の社会では、現在われわれが想像するよりはるかに衛生環境が悪いことは言うまでもないが、特に、食物や廃棄物、遺体等が腐敗しやすい夏場に伝染病の流行の危険性が高まるからである。京都の町衆によって長年続けられてきた八坂神社の祇園祭は、そもそも「伝染病除け」の祭りであったのである。

皆さんは八坂神社の祭神の名前をご存じであろうか？　同神社のパンフレットにも、京都の観光案内ガイドブックにも「（八坂神社本殿の）中の座には、素戔嗚尊《スサノヲノミコト》。東の座には、その配偶神である櫛稲田姫《クシイナダヒメ》。西の座には、その子供たちに当たる八柱御子神《ヤハシラノミコガミ》であり、全国に二千三百ある素戔嗚尊を祭神とする神社の総本社である。旧社格は官幣大社」と記載されている。しかし、実は、

（14）青森県で発掘された縄文時代の山内丸山遺跡は、紀元前二五〇〇年頃から紀元前一〇〇〇年頃まで約千五百年間にわたって集落が維持された形跡があるが、「都市」と呼ぶにはほど遠く、日本において最も長期間にわたって「都市」であり続けたのは、京都である。

それは明治以後のことにすぎない。

そもそも八坂神社は、明治以前には「祇園社」と呼ばれていたことは、この神社周辺の花街が今でも「祇園」と呼ばれていることから、広く知られている。当然、この「祇園」という名称は、もともとお釈迦様が説法を行ったインドの「祇園精舎《ジャタヴァナヴィハーラ》」に由来していることは言うまでもない。しかも、八坂神社の祭神の正体は、明治初年の『神仏判然令』によって、記紀神話からこじつけられた素戔嗚尊とその配偶神である櫛稲田姫、さらにはその子供たちに当たる八柱の御子神ではなくて、インドの祇園精舎の守護神である牛頭《ゴズ》天王《テンノウ》とその后の頗梨采女《ハリサイニョ》とその父である沙竭羅竜王《サガラリュウオウ》であった。そして、八柱御子神とは、牛頭天王と頗梨采女との間の子供たちで、「八王子」(15)と呼ばれた。八王子の中には、大将軍《ダイショウグン》・歳破神《サイハシン》・豹尾神《ヒョウビシン》などと言われる「こよみ（陰暦）」と密接に結びついた遊行性（神の居る方角や日柄が定期的に移動する）の金神《こんじん》系の神々である。

しかも、祇園祭の際に、山鉾から撒かれる疫病除けの粽《ちまき》には、「蘇民将来《ソミンショウライ》

(15) 東京の西方にある八王子市も、もちろん、この「八王子」に因んで付けられた地名である。また、東京湾岸の新開地「天王洲アイル」など全国の「天王」とつく地名の多くには、この「牛頭天王」を祀った社があったことからも、これらの神々がいかにポピュラーであったかは想像がつくであろう。

之子孫也（つまり、「この粽を持っている者は疫病が除けて通る」という意味）」と書かれてあり、この『備後国風土記』や『群書類従』に収められている安倍晴明の作とされる『簠簋《ホキ》内伝』の中の「蘇民将来と巨旦将来《コタンショウライ》」の説話に由来している。『蘇民将来と巨旦将来』の説話とは、以下のような話である。噂に名高い南海の竜王の元に嫁取りに行った牛頭天王（武塔神＝スサノヲとも）が、道中で力尽きて夜になってしまったので、ある村で「一夜の宿を貸してほしい」と頼んだが、最初に訪ねた裕福な邸宅に住む弟の巨旦将来はこれを断ったのに対して、次に訪ねた兄の蘇民将来は、貧しいながらも精一杯牛頭天王を手厚くもてなした。その礼として、牛頭天王は、蘇民将来の子孫には目印として玄関先に茅の輪を付けさせ、伝染病封じの目印とさせ、その茅の輪を付けていなかった巨旦将来の一族を滅ぼした。以後、この目印の茅の輪を付けている家には伝染病が除けて通るという信仰が広まった。因みに、この茅の輪の大型版が、現在でも六月三十日に全国各地の神社で行われる「水無月晦大祓《みなつきのつごもりのおおはらい》」神事の際に神社の境内に設けられ、その輪を潜り抜けると災厄を免れると信じられている伝統行事である。

祇園祭と出エジプト記の奇妙な一致

この話は、旧約聖書『出エジプト記』の「過ぎ越しの祭」の話と類似している。強大なエジプトのファラオ(16)の統治下で奴隷的な扱いを受けていたユダヤ人たちが、初めは預言者モーセに下った神ヤハウェの命令を信じなかったが、モーセがユダヤ人の住む家のドアにだけ印を付けさせ、その直後に神ヤハウェが伝染病をエジプトに蔓延させるのであるが、不思議なことに印を付けたユダヤ人の家だけは、その伝染病が除けて通ったとう。その出来事を記念して、今でもユダヤ人は「過ぎ越しの祭（ペサハ＝Pass Over Fest）」を厳格に祝っており、山羊を生贄《いけにえ》にしてその血を門柱に塗ったり、一週の間「種無し（無醗酵）パン」を食したりする。太陽太陰暦である「ユダヤ暦」の祭日は、グレゴリオ暦に換算すると毎年移動するので、ペサハは、二〇一九年ならば四月の十九日から二十六日まで、二〇一〇年ならば四月の八日から十五日までである。因みに、イエス・キリストは、その年のペサハの始まる前日（ニ

(16) 紀元前十三世紀にエジプトを統治したラムセス二世と伝えられている。

サンの月の十四日）に十字架刑に処されたことから、彼自身が神への「生贄」として解釈されるようになった。

この一見まったく関係がないと思われる古代からユダヤ人の間で連綿と続いてきた「過ぎ越しの祭」と、これまた日本の都で千年にわたって連綿と続いてきた「祇園祭」とが不思議な共通性を持っていることは興味深い。そういえば、蘇民将来の像（武塔神）は何故だか六角柱をしているが、これも「ダビデの星」を想起させる。古代オリエントにおける「過ぎ越しの祭」と平安京における「蘇民将来」説話の共通点は、都市への人口の過度の集積が伝染病の危険性《リスク》を人類にもたらせ、宗教がその説明と忌避のための「装置」となったということの査証である。

つまり、祇園祭とは、蒸し暑さがピークを迎える七月に、日本最大の人口集積地であった京都の地において、おそらくたびたび発生したであろう数々の伝染病をいかに避けるかという祭であり――現代であれば、上下水道の普及などの清潔な住環境の整備はいうまでもなく、当然、ワクチンの予防接種とか罹患者の早期隔離という方法が採られるのであろうが、そのような科学的な知識のなかった古代あるいは中世の社会において行なわれた――伝染病除けの方法としての疫病封じの神事であったのである。

日本各地で行なわれている夏祭には、同様の疫病除け（もしくは、先祖供養）の祭という性格を有するものが多い。つまり、都市に人類が暮すようになる以前は、お互いが意思疎通をするためには話し言葉だけで十分であり、わざわざ文字にして記録を残す必要はなかったし、たとえ、どこかに伝染病で死亡した人がいたとしても、その希薄な人口密度故に、危険な病原菌が次々と周りの人々に感染する(17)ということはほとんど可能性が低かった。仮にもし特定の場所が汚染されたと思えば、その土地を棄てて別の土地へ移動すればよいだけだからである。

それ故、「原始的な」社会においては、「死穢《しえ》」による死体の忌避よりもむしろ、死者の魂の蘇りのほうに重点が置かれた。その亡くなった人が、力強い勇者であったり、あるいは霊的な力を備えたシャーマンであったりした場合に顕著に見られるのであるが、死体を穢れたものとして遠ざけるのではなく、むしろそのパワーを継承するために、死者の遺体を食したり（いわゆる

(17)　疫学的には、島など外部との交流がない閉じられた領域内において、伝染病が人々の間を次々と感染し続けるためには、五万人以上の人口集積が必要とされる。人口集積がそれ以下の場合には、伝染病は自然と収束する。

カニバリズム)、あるいはそのミイラや頭蓋骨などを身に付けることによって、いわば死者と「親しい関係」を切り結ぼうとしたのである。

四大古代文明のひとつエジプトでは、死者の再生を信じてミイラが熱心に作られたことは有名であるが、黄河文明のもとにおいて発展した儒教においても、人間の精神は死後、魂《こん》と魄《はく》に分離すると信じられ、魂はそのまま雲のように空中を漂い続けるが(18)、白骨に代表される魄のほうは、そのまま遺体を放置すれば鳥獣に持ち去られる危険性があるので、墳墓を設けてこれを埋葬したが、この目的はあくまで遺骨を保存するためである。一族が集って行われた先祖儀礼(日本の「法事」に相当)の際には、懐かしい故人の魂が子孫のもとへ戻ってくるための依代《よりしろ》として、故人の骸骨などを供えてこれを祀ったことは案外知られていない。

因みに、近年、「女扁に帚《ほうき》という漢字を書く婦人という呼称は、家庭内における女性の立場を従属的なものにせしめる言葉なので、男女共同参画社会には相応しくなく、これを価値中立な女性という用語に改めよう」などと馬鹿なことを言っている役人やマスコミ関係者がたくさん居る――事実、町内

(18) 日本で『千の風になって』という歌が流行ったのは当然である。中国や日本においては、死者の魂は、観念的な西方十万億土の「浄土」や「天国」なんぞに昇華するのではなく、「草葉の陰」に代表されるような子孫の意識の届く至近距離に彷徨いているのである。その空中を漂う魂をもてなすために捧げるものが線香である。

会の婦人部が女性部と呼ばれるようになったり、婦人警官が女性警官と呼称変更されたりした――が、これこそ歴史を知らない者の浅知恵で、「婦」とは、元来、一族の大切な先祖の霊を祀った廟《みたまや》の掃除をする帚を手にする権利を持った唯一の女性＝一族の首長の正妻だけが使うことのできる呼称であり、大変高い地位を表す言葉であった――わが国でも、神社仏閣でご神体やご本尊に直接触れて「お身拭い」のできるのは、たいていトップの宮司や住職だけである――。一方、男性の反対語である女性のほうがよほど価値中立的であると思っている人も多い――それ故、婦人警官が女性警官に呼称変更された――であろうが、女という漢字こそ、（夫の前で）身を屈している人の形象から作られた漢字であることを知っているのであろうか？

自然は独占を嫌う

ところが、これまで述べてきたように、今から五千五百年ほど前にメソポタミアで始まった都市国家の出現は、人類社会に数々の変化と進歩をもたらしたが、同時に伝染病という厄介で非常に危険な副作用をももたらしたのである。オリエントの地で都市国家が出現するより遥か以前に、現世人類であるホモ・サピエンスが東アフリカから全世界に拡散していったが、その時、既に、この「賢いヒト」は、その知能により発明した武器や火を用いて、生物界の食物連鎖の頂点に立っていた。食物連鎖の頂点に立つということは、すなわち、他の動植物を捕食するばかりで、自分たちが他の肉食獣に獲って喰われるということがほとんどないということを意味する。

　このことは、わずか数万年間で全世界にヒトという種を拡散させることに大いに役立ったが、同時に、ヒトという特定の種だけが殖え過ぎるという結果をもたらした。想像をしてみてほしい。熱帯のジャングルから極北の氷原、灼熱のサハラ砂漠からアンデスの高原、これほど多様性に富んだ居住地域を持った動物は他にいまい。しかも、東アフリカの大地溝地帯から拡散を始めた「裸のサル」たちは、モーセよりも数万年も早く現在のエジプトから紅海を渡ってパレスチナの地へ侵入し、「先住民」たるネアンデルタール人を蹴散らし、世界一広大なユーラシア大陸を席巻し、その間に、皮膚の色を黒色から太陽光線の弱さに合わせて白色や黄色へと変化させ、極寒のシベリア東端まで達し、最後の氷河期による海面後退によって氷結したベーリング海峡を渡ってアラスカに達し、そこからロッキー山脈に沿って縦走して北米大陸を一気に南下し、熱帯パナマ地峡を通過して、またアンデス山脈を縦走してアマゾンの密林を抜け、寒風吹きすさぶ南米大陸の最先端パタゴニアにまで達した。その全行程は実に数万キロに達する。つまり、人類は一年間に一キロずつという猛スピードで、その生息区域を拡げていったのである。ということは、孫はお祖父ちゃんの生活した地域から数十キロ離れたところでその生活の根拠を築いた計算になる……。この一行とは別に、東南アジアの多島海を島伝いにオーストラリア大陸に達し、さらにはその先の太平洋の島々にまで丸木舟で乗り出していった一団もあった。二十世紀に至るまでこの地球上でヒトが住めない大陸は、南極大陸だけであった。

　ところで、自然界は、特定の種だけが限度を超えて繁栄することを自ずと拒否する性質を持っている。すなわち、生物界の多様性こそが地球上における三十数億年にわたる生命の継続をもたらしてきたのであるから、たとえ「万物の霊長である」（と自称しているだけの）ヒトといえども、特定の種だけが限度を超えて繁栄することは、「地球」という限られた空間のリソース（食料や水や空気も含めた資源）を分け合う他の全ての生きものにとって、種の生存に関わる重要な問題なのである。そのことは、生命界にとって決して好ましいことではない。

そこで、自然界は、最も「原始的」な生物であるウイルスやバクテリアというものを利用して、この食物連鎖の頂点に立つヒトという種の在庫調整を行なうようになったのである。以来、人間にとって、伝染病という、ある日突然その地域に流行し出し、あっという間に人々のいのちを奪ってゆく姿の見えない怪物の存在をいかに説明するか、そして、そのことをいかに避けるかということが大きなテーマとなってきた。しかし、近代以後のような科学的知識がない古代人や中世の人々にとっては、この現象の説明を宗教に求める以外にはなく、また、宗教の側も、恐ろしい伝染病を封じる、あるいは少しでも緩和する手段として、大いにその役割を期待されたのである。

先ほど、旧約聖書の『出エジプト記』に記された「過ぎ越しの祭」について触れたが、新約聖書の共観福音書(19)の中にも、数多くの伝染病に関する叙述が紹介されていることからも明らかである。福音書を読んだことのない人でも、イエス・キリストの生涯を描いたチャールトン・ヘストン主演の映画『ベン・ハー』を観たことのある人なら、伝染病——映画中で、貴族といえども「ハンセン氏病」を罹患したユダ・ベン・ハーの母親と妹が町外れの「死者の谷」にうち捨てられるエピソードがあった——が、ローマ帝国の力をもってしてもいかんともし難く、逆にその治療をキリストの奇跡として描いているのをご存じであろう。

このように、伝染病がいかに恐ろしい病気であったか、そしてその救済に、つまり極端な人口集積が始まった都市国家の出現は、伝染病の危険性を深刻なものとし、伝染病の流行は宗教の存在価値をもたらしたのである。それは、人類始まって以来、あらゆる原始社会に普遍的に存在したであろうアニミズムとしての宗教の延長としてではなく、都市文明からの要請によって新たに成立した「創唱宗教」というものが成立し、この「創唱宗教」というものが、

(19) 新約聖書には、イエスの伝記として、共通の資料に基づきながらも、違う時期に異なった信仰グループの視点によって執筆されたとされる『マルコによる福音書』、『マタイによる福音書』、『ルカによる福音書』という三つの福音書が収録されており、これらを「共観福音書」と呼んでいる。因みに、「はじめに言（ロゴス）があった」という書き出しで有名な『ヨハネによる福音書』は、共観福音書とは全く別の内容で、イエスの死後百年ぐらい経ってから、当時の教会の立場からイエスを位置づけようと創作された作品であるこ

後の時代に、風土や文化の違いを乗り越えて、世界各地へと拡がっていったのである。その意味で、都市と伝染病と宗教には、密接な相互連関があると言えるのである。

とが、文献批評学的に明らかになっている。

第三章　天然痘と鬼にまつわる話

鬼は外！　福は内！

日本では、推古天皇の時代（六〇二年）に、一年の長さを三六五・二四六七日とする中国の元嘉暦が採用されて以来、明治五年（一八七三年）に、一年が三六五・二四二五日であるグレゴリオ暦が採用されるまで、千三百年の長きにわたって、月の満ち欠けに基づく一年が三五四・三六七一日の純粋太陰暦の欠点を補う目的で、太陽暦の要素を加味して閏月《うるうづき》を加える「太陽太陰暦」(20)を用いてきた。特に、毎年季節に合わせて決まったことを繰り返す農作業を円滑に進めるため、気温等を決定する最大の要素である太陽光の消長の周期を正確に二十四等分した「二十四節気」(21)に基づく一太陽年おける旧年と新年（立春）の「境」の節目の日として「節分」を設けてきた。つまり、「節分」とは、太陽太陰暦における「大晦日」である。

　毎年全国各地で行われている「鬼は外！　福は内！」の豆まきで知られる節分の風習は、古来、「追儺《ついな》」あるいは「鬼やらい」と呼ばれ、災厄を祓わ

(20) 純然たる太陰暦を用いたら、一年が三六五・二四二五日の太陽暦とは三年間で約一カ月のズレが生じ、十八年経てば夏と冬の季節が正反対になってしまい、まったく農業の役に立たなくなるので、約三年に一度の割合で閏月を挿入し、季節のズレを補正する太陽太陰暦が用いられていた。因みに、農耕に縁のない低緯度の砂漠地帯であるアラビア半島で成立したイスラム教では、ユリウス暦の六二二年、預言者ムハンマドのメッカ聖遷を起点に策定された太陰暦の一種ヒジュラ暦を採用しているが、彼の地では夏冬間の日照時間に

なければならない特別の日として、宮中から市井の庶民に至るまで、盛んに節分行事が実施されてきたのである。宮中における追儺は、奈良時代に入る直前の大宝律令が整えられつつあった文武天皇の時代に、道教が盛んであった唐から導入された祭事である。「方相氏《ほうそうし》」と呼ばれる四つ目の面をつけ呪師が登場し、霊力があると信じられていた桃の枝で造った弓で葦の矢を放ち、桃の枝で地面を打ち鳴らし、鬼を払った。しかも、この厄介な禍々しい鬼に象徴される魔力は、毎年異なった方角からやって来ると信じられていたので、現在でも「今年の恵方《えほう》」と称して、そちらの方角を向いて、巻き寿司を一気にまるかじりする風習が残っている。

現在でも、大きな寺院の屋根には、たいてい立派な鬼瓦が乗っていて、参詣者を睨みつけている。また、牛のような角の生えた厳つい真っ赤な顔に、トレードマークの虎皮のパンツを履いた鬼のイメージは、幼稚園児でも知っているが、このイメージはいったいどこから来たのであろうか？　そして、その禍々《まがまが》しい怪力を持った恐ろしいはずの鬼が、必ず「退治される存在」であるのはなぜであろうか？　しかも、鬼の登場するお伽話は、『一寸法師』

大差がないので、現在でも純粋な太陰暦を使用している。だから、イスラム暦の断食月に当たる「ラマダーン（第九月）」も、グレゴリオ暦では毎年どんどんとズレてゆく。もし、イスラム教徒がスカンジナビアなどの高緯度地域に生活するとなると、太陽の出ている間は一カ月間飲食ができないラマダーンが白夜の季節（グレゴリオ暦の六・七月）に当たってしまうと大変である。

(21) 昼と夜の長さが同じである春分を起点に、太陽の黄道を十五度ずつ二十四等分（三六〇度÷一五度＝

や『桃太郎』がそうであるように、屈強な鬼を退治するのは、立派な武士《もののふ》などではなく、何故だか年端もいかぬ少年である。桃太郎の家来は何故、犬・猿・雉なのでろうか？　これらの疑問もこの本を読み進めていただけると、自ずと氷解するようになるはずである。

　そもそも、いったい「鬼」とは何者なのか？　この世に暮らすわれわれ人間と鬼とはどういう関係にあるのであろうか？　そこで、日本における「鬼」について考える前に、まず、「鬼」という漢字の成り立ちについて考えてみよう。当然のことであるが、漢字は今から三千年ほど前の中国で作られた象形文字であるから、ひとつひとつの漢字には、大袈裟な言い方をすれば、中国人の世界観が込められている。「鬼」という漢字は、上半分が「脳」という漢字の右半分と同じで頭蓋骨の形象である。下半分は屈むように折り曲げられた脚の形象。つまり、埋葬時の人間の屍《しかばね》の形を表している。現在でも、「鬼籍に入る」という言葉は「亡くなった」という意味である。その証拠に、「鬼」という字が部首になっている漢字は皆、魂魄《こんぱく》や魑魅魍魎《ちみもうりょう》と同様、死体や化け物と関連したおどろおどろしいものを指す言葉である。古代中国人に

二十四）し、太陽がそれらの分点を通過する日を「二十四節気」と定め、実際の季節の変化を摑む目安とした。ひとつの節気から次の節気までの期間は約一五・二日。

とっては、「鬼」とは、直接「屍」を想起する言葉だったのである。

疱瘡（天然痘）は見目定め

さて、古今東西を問わず、古代社会において、人が最も大量の屍に接するのは、戦乱か飢饉か伝染病の流行かのいずれかの場合であることは言うまでもない。しかし、前二者は原因がハッキリしているから、その大量の死体を目にしても、悲しむべきことではあるが、恐れるべきことではない。問題は、三番目の伝染病による屍である。前述したように、科学的知識の乏しい近代以前の人々にとって、伝染病の流行による突然の大量死は理由の判らない恐ろしい出来事である。それは、まるで死神のように、何の予告もなくある日、突然やってきて、善人や悪人のへったくれもなく、大都市から大量の人命を一挙に奪っていく……。しかも、老いさらばえた年寄りより、つい先ほどまで元気に走り回っていた子供たちのいのちから先に奪ってゆくのである。中世に本願寺教団の礎を築いた蓮如による『御文章《おふみ》』の一節『白骨の章』にある有名な「……朝には紅顔ありて、夕には白骨となれる身なり……」というくだりは、まさに近代以前の人々の実感であったに違いない。

それ以上に、たとえ戦死者や餓死者の屍に触れても実害はない。それどころか死体から金品を奪う不心得者までいたであろう。しかし、伝染病による屍の場合は別である。死体に触れるどころか、へたに死体に近づくだけで、場合によっては、自らもその伝染病に侵されてしまう危険性すらあるのだ。これはきわめて厄介な問題である。なにしろ、ドイツの医師ロベルト・コッホが、目に見えない細菌を発見したのは十九世紀の後半のことである。また、戦乱や飢饉のように、日常の居住空間から離れた戦地や路傍で野垂れ死にしてくれたら、屍は放置しておけば、自然に腐敗するか鳥獣の餌食になって、ほどなく消滅（無害な白骨化）するが、伝染病の場合は別である。自分たちが現に暮らす居住空間で発生した病死体をいかに無害化するかは重要な問題である。

伝染病がもたらす問題は、必ずしも死体処理だけの問題ではない。たとえ伝染病に罹患しても、運良く——もちろん、そこには遺伝的要因もあるに違いない——死なずに、重篤な状態を無事脱して生き残る人も大勢いる。そうでないと、人類はとっくの昔に絶滅してしまっている。通常は、そういう人が「免疫」を獲得して二度とその病気には罹らないのであるが、必ずしもそれでこの問題が解決するというわけではない。というのは、伝染病の種類によっては、たとえ一命は取り留めても、その罹患の跡が一生残るものもあるからである。例えば、疱瘡（天然痘＝smallpox）の場合は、「見目《みめ》定め[22]」と恐れられた。

　確かな記録が残っている中では、人類最古の伝染病患者は紀元前十二世紀のエジプトを統治したラムセス五世である。彼のミイラにはハッキリと痘痕があるからである。天然痘は人類始まって以来これまでに約五億人を死に至らしめてきた恐ろしい伝染病であるが、WHOを中心とした徹底的な種痘の実施の結果、地球上から最後の天然痘患者[23]がいなくなって四十年が経過し、天然痘の脅威は既に過去のものとなったかに思えた。これは、人類と伝染病との長い長い戦いの輝かしい勝利の記録として人類史に留められるはずで

(22) 江戸時代、日本では「はしか（麻疹）の命定め、疱瘡（天然痘）の見目定め」と恐れられ、一度、疱瘡に患った人は、たとえ一命は取り留めたとしても、顔面に痘痕《あばた》が残り醜くなった。「痘痕《あばた》も靨《えくぼ》」という『いろはがるた』の表現は、現代人が持っている印象とは、おそらくかなり違った文脈で語られていたと思われる。同様のものに「かったい（ハンセン病患者）の瘡《かさ》恨み」がある。

(23) 一九七七年十月、西アフリカのソマリア人男性が人類最後の天然痘患者。彼は患者を搬送する車の道

あった。種痘といえば、英国の医師エドワード・ジェンナーによる一七九六年の種痘（牛痘）の実施があまりにも有名であるが、日本において予防接種としての最初の種痘は、ジェンナーに半世紀も先行した一七四四年に、疱瘡患者の瘡蓋《かさぶた》を粉末にして鼻に吹き込むという方法で実施されているのである。

また、ジェンナーの開発した牛痘法もわずか五年後には日本に伝来していたというから、江戸時代の医療技術は一般に思われているような「鎖国」とはほど遠く、世界最高水準に近かった。とは言っても、江戸時代には、「牛痘をしたら、牛になってしまう」という都市伝説も生まれ、人々に不気味がられ、なかなか普及しなかったことも事実である。

最初の生物兵器はインディアンに対して使用された

このように、一九七七年の段階で世界から最後の天然痘患者が居なくなり、その後、四十年にわたって天然痘の発症例が一件も報告されていないことか

案内のために、わずか三分間その車に同乗して感染した。

ら、ウイルス種としての天然痘は地球上から完全に消滅したと思われていた。しかし、米露両国は、米ソ冷戦構造の中で「生物兵器」(24)として、両国の研究所内で密かに保管され続けてきた天然痘ウイルスの処分を最後まで頑なに拒否し続けてきたが、厳しい交渉の結果、アメリカとロシアの研究機関の間で一九九九年の六月三十日を期して同時に廃棄し、地球上から天然痘ウイルスが完全に消滅することになっていた。因みに、日本では、奇しくも律令時代以来、六月三十日は「水無月《みなつき》の晦日《つごもり》の大祓《おおはらい》」という神祇官中臣氏の司式による「災厄封じ」の宮中行事が行なわれてきたその日である。

ところが、両国とも、「まだ天然痘ウイルスを使った微生物テロが起こる可能性がなくなった訳ではない（ワクチンを製造するためには、ウイルスの「種」が必要）」という馬鹿げた理由を根拠に、両国が保管する天然痘ウイルスの全面廃棄を三年間延長した。世界中で自分たちしか天然痘ウイルスを所持していないのだから、「まだ天然痘ウイルスを使った微生物テロが起こる可能性がなくなった訳ではない」という論理は自己矛盾している。そうこうしているうちに、二十一世紀の幕開けと共に、二〇〇一年九月十一日、米国で思

(24) すでに天然痘患者がいなくなって四十年が経過した現在、もし、天然痘ウイルスが意図的にばらまかれたら、ほとんどの人間には免疫がないので、当該地域の国家体制の安定——ひいては全人類の生存——にとって致命的な影響を与える効果がある。

いもかけない同時多発テロ事件が勃発し、引き続いて、炭疽菌テロ事件(25)が発生し、米露ともにこの約束（二〇〇二年六月三十日に同時全面廃棄）も反故にし、それどころか「国際テロと闘う自国の兵士の身の安全を守る予防接種を打たせるため」と称して、アメリカだけでも年間二百五十万本もの種痘ワクチンが急ピッチで増産され、日々、兵隊に接種されているのである。しかし、種痘ワクチンの本数が増えれば増えるほど、悪事に利用しようとする輩に奪われたり、どこかで管理上の手落ちが起こるものであり、たとえ天然痘ウイルスがテロリストの手に渡らなくても、何かの事故や取り扱い上のミスが生じて、環境中に活性化したウイルスが拡散してしまうということの危険性が常に考えられる。その後、『バイオハザード』をはじめとするその手の映画がたくさん制作されたことは案外、根も葉もないいい加減な話ではないのかもしれない。

　彼ら欧米人の頭の中には、常に「生物兵器」という発想への潜在的警戒感が拭えないのである。実は、天然痘が最初に生物兵器として意図的に使用されたのは、なんと、アメリカ合衆国独立以前（十八世紀中頃）のフレンチ・イ

（25）本事件に関しては、巷間言われているようなアルカイダが起こしたものではないことは明白である。炭疽菌そのものは、世界の各地の土中にいる比較的ありふれた細菌であるが、これをこのテロ事件で使われたように、フリーズドライにするためには、それ相応のバイオ研究設備が必要であって、こんな設備がアフガニスタンの山岳地帯に潜んでいるアルカイダの連中が持っているはずがない。それに、郵便封筒に入れた粉末炭疽菌の送りつけられた相手が、ブッシュ政権に批判的な民主党の上院議員の事務所であったが、わざわ

ンディアン戦争に遡る。英国軍は、天然痘患者の使っていた毛布をアメリカ先住民（いわゆる「インディアン」）に贈答し、この病気に全く免疫のなかったアメリカ先住民に壊滅的打撃を与えたのである。他にも、故意ではなかった――疫学的知識がなかった――としても、十六世紀に「新大陸」に侵出したごく少数のスペイン人によってあっという間にインカ帝国が滅ぼされたのも、主たる原因は、その武器の差――先住民たちは鉄製の武器を持たなかったから――によってではなく、ヨーロッパ人が持ち込んだ天然痘であることはほぼ間違いない。新大陸では、わずか数年間で九〇パーセント以上の先住民が感染死した。

「鬼」の正体は天然痘

本書はこのようなテーマについて考察するのが主旨ではないので、生物兵器テロについて記述するのはこれぐらいにしておくが、西欧による「大航海

ざアルカイダのテロリストがこんな議員の事務所を探して郵送するはずない。郵送するのであれば、ホワイトハウスとかペンタゴンへ送りつけるであろう。最初は誰も警戒していなかったのだから、ＷＢＣビルへの航空機の激突同様、必ず成功するはずなのだから……。というわけで、少なくとも炭疽菌事件に関しては、「九一一」直後は対テロ戦争への支持で盛り上がったけれども、そのテロの標的が合衆国政府そのものか、アメリカの世界経済支配の象徴たるＷＢＣであって、一般市民でないことが明らかになったことに対するブッシュ

時代」以後、各種の伝染病によって、世界中の多くの先住民による社会が消滅したことは事実である。ところで、読者の皆さんは、天然痘患者の写真を見たことがあるであろうか？　まだ、ご覧になったことのない人があるなら、まずは是非、ご覧になっていただきたい。インターネット等で検索すればすぐに見つかるはずである。その画像をご覧になっていただければお判りのように、天然痘患者は、顔中が真っ赤に腫上がり、ボコボコのできものから出血し、元の人物とは全く別人相の「鬼」と呼んでもよいような無気味な面相になるのである。しかも、現代のような科学的知識のなかった古代や中世の人々にとっては、ある日、突然、街中で目に見えぬ（原因不明の）伝染病が流行り出し、かわいいわが子が鬼のような面相になり、バタバタと人々が倒れてゆき、都市国家を大きな混乱に陥れたのである。この事象への事後説明として、人智を越えた何らかの「デモーニッシュ（鬼的）な力が働いた」と解釈するのは当然のことであろう。都市と伝染病と宗教が密接な関係を持っているのには、そういう訳がある。

　わが国における天然痘についての記述、および、そのことに古代国家がい

政権による厭戦気分引き締めのための「自作自演の茶番」であると考えてよい。

かに対処したか——といっても呪術的にではあるが——についての記録は、わが国最古級の「都市」である難波宮《なにわのみや》(26)に見られる。(27)難波は「茅渟《ちぬ》の海」と呼ばれた現在の大阪湾岸の湿地帯を見下ろす上町台地の周りを取り囲むように、東には大和川の支流と河内湖（入江）、北には淀川デルタ、西側には茅渟の海に囲まれた極めて水運のよい土地であった。

大江山の鬼は、もともと難波宮にいた！

この難波宮にあった港が「難波津《なにわづ》」であり、国内だけでなく、朝鮮半島や中国大陸からの船の往来もこの難波津が終着点であった。そこからは、陸路、飛鳥や奈良の地へと向かった。その日本古代史上最大の国際港の水運設備の管理——護岸工事や積み荷のはしけ輸送——に従事していたのが、摂津源氏の一派である渡辺氏(28)と呼ばれる一族であった。後年、都が平安京に遷ってまもなく遣唐使が廃止され、国際港としての難波津の地位が低下すると、強大

(26)「前期難波宮」と呼ばれた四世紀末の仁徳天皇期の「高津宮《たかつのみや》」があったと伝えられる地点は、現在の大阪城あるいは難波宮跡の辺りと言われるが、本論で取り上げる「難波宮」とは、「大化の改新」（六四五年）の際に「長柄豊碕宮《ながらとよさきのみや》」と呼ばれた「後期難波宮」へ遷都した孝徳天皇の時代のこと。

(27) もともと沖積平野であった大阪で唯一の水はけの良い強固な地盤がある半島部。仁徳天皇の「高津宮」から遅れること二百年後に、上町台地の上にわが国最初の官寺である四天王寺が聖徳太子によって建立され、

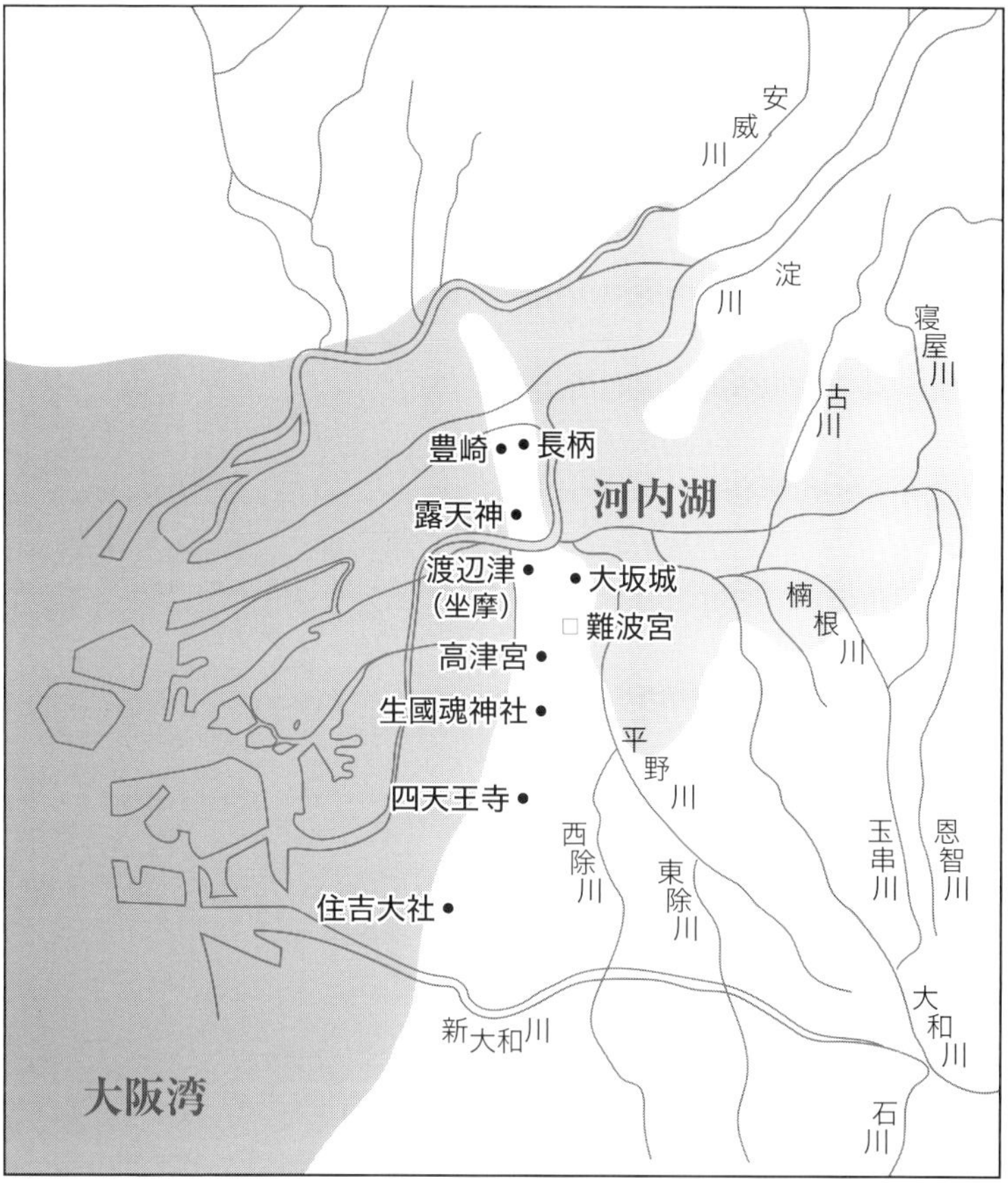

さらに遅れること千年後に、豊臣秀吉によって大坂城が築城された。

(28) 全国の「渡辺」姓の総本家である渡邉紘一氏は、現在も大阪市中央区久太郎町四丁目渡辺三号に鎮座する坐摩《いかすり》神社の社家をしている。ただし、もともとの渡辺氏の本拠地は、大阪城のすぐ北西側の北浜の辺りにあったが、大坂城を築城した豊臣秀吉は在地勢力を嫌って、現在の坐摩神社の辺りに移転させた。近松門左衛門の『曽根崎心中』で有名な「お初天神」で有名な、曾根崎の露天神社の社家も渡辺氏が務めている。両社な権力を握りつつあった藤原摂関家に近づいた。武家としての清和源氏で最初の「有名人」となったのは、摂津国に本拠を置いていた源頼光である。その源頼光に仕えていたのが、渡辺の荘に本拠を置いたこの渡辺綱《わたなべのつな》である。後に、平家追討の命を受けた源義経が、嵐の中を押して四国の屋島に渡るときも、この摂津源氏ゆかりの渡辺の荘から水運のエキスパートであった渡辺党の助けを借りて渡海、屋島急襲作戦を成功させている。

源頼光は、実際の歴史上の業績より、「鬼退治」伝説の主役として有名であり、遙か後の時代になって、天下人になるため「清和源氏」出身を僭称し(29)た徳川氏が将軍家になってからは、武家の頭領たる清和源氏の教祖的存在として、ほとんど神格化され、歌舞伎や講談等の題材にもなった。この源頼光による鬼退治の話に、坂東(=関東)の足柄山出身の坂田金時(お伽話『金太郎』のモデル)ら「四天王」の一人として、摂津国出身の渡辺綱が登場するが、その渡辺綱は、頭目である源頼光と共に丹後国にある大江山に「酒呑童子」と呼ばれた鬼を退治しに行った——他にも、平安京の羅生門に出没した鬼=茨木童子(摂津国出身)も綱が退治したことになっており、綱は当時、鬼退治

とも、新帝の即位に伴う禊ぎの儀礼である「八十島祭」との関連が強い神社である。

(29) 桓武平氏の平清盛、清和源氏の源頼朝に続いて、たまたま、北条家=平氏系、足利家=源氏系が武家政権を担ったため、以後の武家政権の担い手は、源平の子孫が交互にその地位を握るという「源平交代説」が信じられるようになった。因みに、足利幕府を滅ぼした織田信長は平氏系、明智光秀は土岐源氏だったので、明々白々に百姓出身であった羽柴秀吉まで、武家として初めて太政大臣という位人臣を極めた平清盛に見立

のスペシャリストとして理解されていた――ことになっているが、実は、その原型は、早くも難波宮において確立されていた[30]のである。

それは、現在の大阪市役所がある堂島川と土佐堀川の中州である中之島を南北に貫く四つ橋筋に掛かる渡辺橋と大江橋という二つの立派な橋の名前となって残されているのである。江戸時代、堂島（中之島）には、「天下の台所」として、全国の諸大名の蔵屋敷が軒を連ね、十七世紀の中頃には、堂島の米相場に基く世界初の商品先物取引市場が形成された。七世紀、都が難波宮から飛鳥京→大津京→藤原京等々を転々とした挙げ句、七一〇年に平城京へ遷り、そして山城国の長岡京を経て七九四年に平安京に遷ったのに伴い、わが国最初の大都市であった難波宮で創り上げられてきた伝染病封じとしての鬼退治の話は、民族の遠い記憶として引き継がれ、さらに人口集積[31]が進んだ平安京においては、より脅威のあるものとして増幅されるのである。因みに、最近の研究では、時代によって多少の増減があるが、平城京の人口は五万人から十万人、平安京の人口は十万人から二十万人と推定されている。

隋・唐や渤海・百済・新羅といった外国からの交易船が頻繁に到着した難

てて始めは平氏系を僭称したので、その豊臣氏を滅ぼし、幕府を開いた徳川家康は自動的に新田源氏系を僭称することになった。

(30)「大江山難波宮起源説」については、『大阪人』五十六号（二〇〇二年八月号、大阪都市協会刊）にて、高島幸次氏が指摘。

(31) 外部との交流がない離島等では、ヒト→ヒト感染しかできない天然痘ウイルスは、人口五万人以下では、次々と免疫を持たない寄宿主を確保し続けることができず、自然と流行が終息してしまうことが疫学的に証明されている。

波宮では、「いつ外国から未知の伝染病が伝わるかもしれない」という意味(32)でも鬼（天然痘に代表される伝染病）はすぐ近くにいたが、淀川という水運があるにはあったが海から遠く離れた盆地にある平安京では、もう少し遠い距離感をもって鬼的存在が意識されていたものと考えられる。それが、当初は帝都平安京と当時の「表日本(33)」であった日本海側に開いた山陰道丹波国との国境である「老ノ坂」――日本語における「さか」という地名は、「斜面」の意味ではなく「境」の意味を持つことが多い――愛宕山の大枝《おおえ》に移され、後に、平安京の生活領域の拡大に伴い、もっと遠ざけられた丹後国の大江山にその舞台は移されたが、いずれも「山」とはほど遠い、水辺に関係する「大《おお》江《え》」という地名と渡辺綱という登場人物名に、遥か大昔の難波宮時代の記憶を留めている話なのである。

(32) 後世の知恵として、都から遠く離れた筑紫国の大宰府に外国からの使節を「饗宴」と称して暫く留め置いて、伝染病の侵入を抑止するようになった。

(33) 縄文時代以来、ほとんどの海外との交易は、環日本海文化圏で行われたのであって、太平洋側から交易が行われるようになったのは、造船技術が発達した南蛮船の来航以後の話である。

第四章 「桃太郎」とは何者なのか？

大和朝廷と古代吉備王国

　皆さんは、備中国の一宮である吉備津神社(34)という神社をご存じであろうか。もちろん、この吉備津神社は、童話『桃太郎』のモデルとされる吉備津彦命《キビツヒコノミコト》(35)を祀った神社である。日本列島の一元的支配を目指す大和朝廷の先遣部隊によって、日本列島が平定されてゆく際に、東国を中心に、まだまだ各地に残っていた縄文系の先住民《ネイティブ・ジャパニーズ》も、あるいは、民族的には大和朝廷側と同じ弥生系《オールド・カマー》であっても反主流派となった地方豪族たち、さらには、日本各地に棲みついていた大陸や半島からの政治的避難民《ニュー・カマー》たちを、ある時は体制内に取り込み、ある時は殲滅しながら平定していった話が、至極ナイーブに記紀神話に取り入れられている。もちろん、手塚治虫の『火の鳥（ヤマト編）』で描かれているように、「勝者」となった大和朝廷側にとって都合のよい創り話であることは言うまでもない。

　古代吉備王国は、出雲王国と並んで大変栄えた地方政権であり、場合に

(34) この神社と目と鼻の先に備前国一宮の吉である吉備津彦神社という別の神社もある。両社は備前と備中の国境を挟んで鎮座しているが、恐らく古代の吉備国が平安時代に備前・備中・備後に分けられた際に、備前国と備中国の境界線上にあったこの神社も分けられたのかもしれない。

(35) 有名な日本武尊《ヤマトタケルノミコト》は第十一代景行天皇の皇子。この吉備津彦は第六代孝霊天皇の皇子ということになっている。もちろん、天皇の代数や本当に実在したか、あるいは、彼らが「皇子」という地位であったかなど

よっては、こちらが「勝ち組」となって、大和政権に取って代わって日本列島を統治することになっていても不思議ではなかった。もちろん、そうなると、今日われわれが知っている記紀神話は、すっかり変わった内容になっていただろうが……。この地（岡山県）にある造山《つくりやま》古墳などは、大和政権の本拠地（畿内）にあった世界最大規模の墳墓である「大山《だいせん》古墳（＝伝仁徳天皇陵）」や「誉田山《こんだやま》古墳（＝伝応神天皇陵）」と比べても遜色のないわが国でも四番目に巨大な前方後円墳であり、しかも、後世、天皇陵に比定されてなかったということから見ても、古代この地域に大和朝廷と対抗しうる別系統の大きな政権があったことは明らかである。

艮《うしとら》の金神《こんじん》の誕生

吉備津彦に滅ぼされた地方豪族の首長「温羅《うら》」は、伝承によると、新羅に圧迫された百済の王子が日本列島に亡命してきて、気候が温暖で土地が豊か

ということにはたいした意味がない。要するに、彼らは「大和政権側の人」という意味である。また、キビツヒコやヤマトタケルという名称も、一個人の名前というには、あまりに普通名詞的な響きがあり、そういう歴史的事件の事後説明を人格化したものと捉えたほうが適切である。

なこの地を支配していたものと言われる。「大和朝廷」などと偉そうなことを言っても、それ自身、時代の早い遅いの違いはあっても、とどのつまりは、日本に亡命してきた百済系や新羅系や渤海系の人々と、この列島内ですでに勝者となっていた弥生系の新先住民《オールド・カマー》たちを交えて覇権争いを繰り返し、あるいは、その課程で先住民たちと混血して成立した政権なのだから、人類学的な意味での「民族」を問うことの意味はあまりない。もちろん、旧先住民である縄文系の遺伝子——生物学的なDNAだけでなく、文化的なDNAも含めて——も、ちゃんと含まれていた。そして、大和政権側の吉備津彦に成敗された温羅（=鬼）は、地中に封じ込められ（おそらく斬首されて埋葬された）、有名な「鳴釜神事」——その不気味な音は「おどうじ」と呼ばれる吉凶占いの神事となっている——を通して、大地の神の意志を伝える媒体《メディア》となった。

　この「鳴釜神事」のことは、十二世紀に後白河法皇の命で編纂された『梁塵秘抄』にも、「一品聖霊吉備津宮、新宮本宮内の宮、隼人崎、北や南の神《かみ》客人《まろうど》、艮御崎《うしとらみさき》は恐ろしや」と詠まれているように、古くから陰陽道と結びついて、この恐ろしい祟り神は、暦に合わせて滞在する方角を遊行したので、いわゆる「客人神《まろうど》」として理解され、人々の関心を集めたので、中央（京）から遠く離れていたにもかかわらず、歴史を通じていろいろな文献(36)に登場する。吉備津神社を訪れるには、ＪＲ岡山駅から総社方面へ伸びるローカル線（ＪＲ吉備線）の無人駅である吉備津駅から神社まで徒歩十分ぐらいの道程であるが、小さな山を背景にした神社の正面に伸びる一本の長い参道の両脇には立派な松並木が植えられており、この景色は、新羅時代の古都慶州《キョンジュ》の古墳や仏教寺院への参道と極めて似ているのである。

「平賊安民」とはいかなる意味か

吉備津神社の境内に入り、結構長い石階段を登って本殿の正面まで参進すると、そこには、神社の正殿には珍しく扁額が掲げられており——大寺院にはたいてい山号などの立派な扁額が掲げられているが、神社では稀——そこには、失礼ながらあまり達筆とは言えない字で『平賊安民』と揮毫されてい

（36）例えば、「艮《うしとら》の金神《こんじん》」信仰については、金光教祖の筆になる『金光大神御覚書』の安政二（一八五五）年正月の項に、自身の四十二歳の厄祓のため吉備津宮で「おどうじ」を受けた際の奇妙なエピソード話が紹介されている。

るのである。筆者が二十代の中頃にこの神社に参った時にもこの扁額は掲げられていたのであるが、その時はなんとなく、この「賊」というのは、その昔、吉備津彦によって平定された地方政権の豪族たち——桃太郎伝説においては、桃太郎によって退治された鬼たち——のことだろうと思っていたのであるが、自らが四十二歳の厄年になって再度参拝した際に、その扁額が揮毫された年代を見て驚いた。曰く「大正七年宮中顧問官勲一等三島毅(37)」によって揮毫されたこの扁額が、吉備津神社に奉納されていたのである。

　大正七年という年は、西暦では一九一八年、すなわち、日本が欧米列強と謀って、社会主義革命で混乱したロシアに干渉するため「シベリア出兵」を実施した年である。ということは、ここでいう「賊」とは、共産主義化（赤色化）したロシアのことであり、平定されるべき「赤鬼」とは文字どおり、ボリシェビキ（共産主義者）を指していたのである。つまり、明治維新によって成立した近代国民国家としての大日本帝国が、その後の海外派兵の常態化(38)のきっかけとなった出来事と奇妙に符合しているのである。下痢止めの薬として知られる「正露丸」は、もともと日露戦争に出陣した将兵に不衛生な外

(37) 実際には、もっと長々と肩書が書き連ねられていたが、長すぎて覚えきれなかった。後で調べたら、筆者は、陽明学に立脚した経世家で、明治漢学界の御大であった倉敷出身の三島毅（号は「中洲」）博士。同氏は、大審院（最高裁）判事・東京大学教授・東宮侍講・宮中顧問官等を歴任。「二松學舍」を創設した。

(38) もちろん、それまでにも、日清・日露の対外戦争を経験しているが、いずれも一年間程度の短い期間で戦闘が終結し、撤退している。

地の飲料水でお腹を壊す者が続出したので、帝国陸軍が配布した備品であり、当時は「征露丸」の字が当てられていたというのは、有名なエピソードである。

古くからあった不思議な桃の話

前置きが長くなったが、いよいよこの章の本題に入ろう。『桃太郎』の話は、日本の昔話の中では最もポピュラーな話であるが、この物語の成立は案外新しいのである。もちろん、桃太郎説話のプロット（原形）となった伝承は室町時代頃まで遡れるが、それは古来より伝わる不思議な桃の霊力(39)についての言説である。子供に恵まれなかった年老いた夫婦がこの桃を食したことによって若返り、そして（要するにセックスをして）子供をなした――いわゆる「回春譚」という説話の類型――という、現在、われわれがよく知っている『桃太郎』の童話とは全く違う話であった。共通する部分といえば、「老

(39) 黄泉国からイザナギが逃げ帰る際に桃の種を投げて助かった話や、能の題材にもなった中国の『西王母』にも寿命長久の霊力を持つという蟠桃まつわる話が登場する。『西遊記』の孫悟空も、天帝の楽園からこの桃を盗もうとするところから物語が始まる。

婆が川で流れてきた桃を拾う」部分だけである。

それに、『浦島太郎』の物語にも見られるような「どこか不思議な島へ[40]出かけて、何か珍しいものを貰ってくる（あるいは、盗んでくる）」という類型の説話が合体して創られたものであり、江戸中期に大量に刊行された挿絵中心の仮名書きの書籍である「赤本」などを見ても、ほとんどその手の滑稽話の類いであり、桃太郎の家来の犬や猿や雉たちは現在のような完全な動物ではなく、『西遊記』や『南総里見八犬伝』のヒーローたちのような「動物の霊力を宿した人間」であった。しかも、現代では、桃太郎の家来と言えば、『水戸黄門』の助さん、格さん同様に、犬・猿・雉[41]が家来の定番のようになっているが、赤本などには、蟹や栗や臼や蜂など『猿蟹合戦』でお馴染みのキャラクターたちとも混同して伝えられていたものもある。こいつらが、居酒屋で酔っ払って大暴れ……。まるで、ヤンキーの愚連隊か、よく見積もっても、遊び人モードの時の『遠山の金さん』という感じである。

（40）島というのは、周りを水に囲まれた小さな陸地という地理的なアイランドのことではなく、やくざのシマと同様、テリトリー（領域）、あるいは、ワールド（世界）という意味である。

（41）何故、犬・猿・雉が桃太郎の家来になったかと言えば、「鬼門」の方角（北東）である艮《うしとら》（＝丑寅）に対抗するパワーとして、「裏鬼門」の方角（南西）に当たる申《さる》・酉《とり》・戌《いぬ》を連想したものと推測される。

近代国家が創り上げた理想的少年像

この桃太郎の話が、現在われわれが広く知っているような「桃から生まれたももたろう　気はやさしくて力もち♪」（一九〇〇年制定の文部省唱歌）というキャラクターとして描かれるようになったのは、なんと明治時代になってからのことである。明治二十年（一八八七年）の『尋常小学読本』で『桃太郎』の話が初めて教科書に採用された。いわゆる、犬・猿・雉が家来になって、鬼ヶ島に鬼退治に行くというお馴染みの話である。ここで、はじめて「川に洗濯に行ったおばあさんが流れてきた大きな桃を拾って家まで持ち帰り、これを割ったら元気な赤ん坊（＝桃太郎）が出てきた」というお馴染のストーリーに変更された。

さすがに、江戸時代の赤本のような「爺さんと婆さんが不思議な桃を食べて若返り、セックスした結果——「桃源郷」という言葉があるくらいだ——子供が生まれた」という話では、「迷妄打破」の文明開化を国是とする近代国家日本の小学生の教育テキストとしては相応しくないと、薩長の田舎侍上がりの維新政府の文部官僚たちは考えたのであろう。しかし、この時点でさえ、主人公の桃太郎の挿絵は、江戸時代の赤本の影響を色濃く残しており、まだ若衆（＝青年）姿の豪放磊落《ごうほうらいらく》な「歌舞伎十八番」で例えれば、『暫《しばらく》』に登場するスーパーヒーロー鎌倉権五郎景政のイメージである。

桃太郎の姿が、今日われわれが知っているような「日本一」と染め抜かれた旗指物を背中に差して陣羽織を着た十歳頃の紅顔の少年の姿として初めて描かれたのは、なんと、昭和八年（一九三三年）に刊行された国定教科書の挿絵が最初だというのである。当時、日本は、いうまでもなく国を挙げての戦時色がどんどんと強くなり、まさに「軍国少年ヒーロー桃太郎」として、物語のストーリーはどんどんエスカレートしてゆき、単に教科書の中だけではなく、当時、絶大な人気を誇った雑誌『少年倶楽部』においては『桃太郎遠征記』として紹介され、「大東亜共栄の理想を実現するために、暴君（鬼）が支配する非道な国々を征敗し、慈悲深く慈愛普く天皇陛下の御稜威《みいつ》を世界に普く広宣流布する」という、まるで現在の北朝鮮かカルト教団のプロパガンダのような内容である。極めつけは、戦火の激しくなった昭和十八年（一九四三年）に海軍省が制作した――もちろん、実際には民間の映画会社に委託製作された――アニメ映画『桃太郎の海鷲』で、その中では、桃太郎はなんとゼロ戦のパイロットになって、真珠湾を攻撃しているのである。

鬼畜米英

確かに、当時の日本では、敵国のことを「鬼畜米英」と呼んでいたように、神聖国家大日本帝国に靡《なび》かない蛮族どもを鬼畜に例えたのである。(42) しかも、この映画の中で、桃太郎が攻め込んで行く先の鬼の支配する島の名前が「洋鬼島《ヤンキー》」と名付けられており、ギャクのセンスもある笑えない話である。

これらの諸例を通して、桃太郎の話は、古代における中央集権国家の成立時においては、先住民や反体制派豪族もしくは定着帰化人たちを征服していった大和朝廷の史観がプロットにあったり、近代国民国家形成期において

（42）この比喩は、ある意味では的を射ている。当時、「生」の欧米人と実際に親しく交流したことのある日本人はほとんどいなかったであろうし、貧しい日本の生活環境からして、欧米人との体格の差は現在よりもはるかに大きかったので、毛深くて日焼けして赤ら顔になった大男が、実際「鬼」のように見えたといっても大げさとは言えない。

は、大日本帝国に靡かない周辺諸国を侵攻することを正当化するために、その都度、時の権力によって都合の良いように創り替えられていた話だったのである。しかも、童話の中では、相手は大の大人でも適いそうもないような屈強な鬼として描かれているが、こちら側が純心無垢な忠君愛国の気持ちさえ持てば、たとえ小さな少年でも相手を倒せる話として描かれ、犬・猿・雉に象徴される打算のない動物たちまで[43]、主君の威徳に感服して家来になって付いて来るとして描かれたという意味で、国家権力によって「二重の創作」がなされた話だったのである。

この無理やり軍国総動員体制に組み込まれた桃太郎の童話は、敗戦後はさすがに「元」の姿に戻されたが、その「元」の姿というのが、今日われわれが知っているような「日本一」と染め抜かれた旗指物を背中に差して陣羽織を着た十歳頃の紅顔の少年の姿に戻ったのであるが、実は、その「少年桃太郎」というイメージ自体、昭和初期の国定教科書のために創作されたイメージであったが、昭和三十三年生まれの筆者も含めて、大多数の日本人が「桃太郎」というと「紅顔の少年」と思い込んでいた。このような桃太郎に対す

(43) 吉備団子たったひとつが彼らがいのちを懸けることの代償なら、召集令状の一銭五厘のハガキ代が兵卒のいのちの対価という論理に繋がる。

る誤ったイメージを痛快に打破してくれたのが、二十一世紀になって登場した桃太郎・金太郎・浦島太郎という日本のお伽話に登場する「三人の太郎」を主人公にした携帯電話会社のテレビＣＭシリーズである。あのＣＭで松田翔太演じる桃太郎こそが、打算もあり、女性関係もある江戸時代の「本来の桃太郎」なのである。

第五章　ＢＳＥと鳥インフルエンザと鯉ヘルペス

旧約聖書『創世記』と古代中国「三皇五帝」の類似性

どういう訳か、旧約聖書に出てくる神《ヤハウェ》は、農耕民よりも牧畜をする民を愛した。というよりも、牧畜をする民が創り出した神こそがヤハウェである。『創世記』によると、最初の人類であるアダムとエバ（イブ）がもうけた二人の息子カイン（農耕民の祖先になった）とアベル（遊牧民の祖先となった）の兄弟はどちらも、神に対してその最初の収穫を供えたが、神はなんら落ち度のない兄カインの初穂に難癖をつけて、弟アベルの供犠（仔羊）を「よし」とした。そのことを根に持ったカインによって、弟アベルが殺されるという人類史上初の「人殺し事件」が起こるのである。このエピソードは、人間は初めから「人殺し」をする存在であるという本質が描かれていて興味深い。

その罪によってカインは地の表から追放され、エデンの東に住んだ。一方、神は殺されたアベルの代償として、神はさらにもうひとりの息子セツを授け人類は繁栄していった。カインとセツの配偶者となった女性はどこにいたのかは、問うてはいけない……（笑）。このセツが、ユダヤ教的な解釈によると、「正統な人類（＝ユダヤ人）」の先祖となり、その八代目の子孫が「方舟《はこぶね》」で有名なノアである。そして、ノアはその三人の息子セム、ハム、ヤペテとその配偶者たちと共に、「大洪水（大量絶滅）」を乗り切り、また後の人類の祖先となった。

　旧約聖書の神ヤハウェ[44]は、妻のエバにそそのかされるままに神との約束を破って「善悪を知る木」の果実を食べたアダムとエバをエデンから追放（これが本当の「失楽園」）した際、永遠の寿命を失ったアダムに対して、「いかに（神の姿に似せて創ったとはいえ）もともと「土（ヘブライ語でadama）から造られたおまえ（Adam）は、最後には（死んだら）土に戻る」と言ったことや、地を耕す民族の祖先となったカインを理由なく差別したり、ノアの洪水の際にも、自らの意志で歩いて方舟に乗船する――「信仰告白」をシンボライズしている――ことのできる動物だけを助けたのに、自らの意志で動くことのできない植物もろとも世界中の大地を水没させて、まるで「地球温暖化」による海面上昇のごとく、「土」そのものを世界から拭い去ろうとした。これらのこ

（44）この神は、後にキリスト教の父なる神にもなり、イスラム教のアッラーにもなった。

とから明白になることは、ヤハウェは、生理的に「土」を嫌う神であるという事実である。このことは、アブラハムの宗教（一神教）が成立したメソポタミアの都市文明と伝染病との間になんらかの関係があることを示唆している。

一方、中国にも興味深い伝説が残っている。司馬遷が著した『史記』の「五帝本紀」(45)によると、人類文明の最初は「三皇五帝」から始まるとされている。実際の歴史上において、初めて「天下（中華世界）」を統一した第三十一代秦王嬴政《えいせい》は、それまでの戦国七雄（韓・魏・趙・燕・斉・楚・秦）のような天下の一部の統治者を表す「王」号ではなく、全世界の統治者として相応しい尊称として、古の聖天子である三皇五帝をひっくるめた徳を有するものとして「皇帝」という称号を創ったことはあまりにも有名である。

「三皇五帝」の人選には、歴史上諸説があるが、一般的なものを挙げると、天皇・地皇・人（泰）皇の「三皇」と、燧人《すいじん》氏・伏羲《ふくぎ》（庖犠）氏・女媧《じょか》・炎帝神農氏・黄帝の「五帝」と続く……。もちろん、日本の統治者を現す「天皇」号も、中華帝国の「皇帝」に対抗する尊称として、八世紀の日本の統治者たちが考え出した称号であることはいうまでもない。東アジア世界では

(45) 因みに、日本の元号である「平成」の出典は、この「五帝本紀」に見える「天平らかに、地成る」から採られている。

「倭王」と呼ばれていたが……。三皇五帝までは、世界各地に共通する天地開闢《かいびゃく》物語や鬼神（怪獣）なども登場するいわゆる「神話」の時代である。この後、黄河の治水などで実績を上げた堯・舜・禹らの「歴史」の時代となる。因みに、帝禹は、初の王朝である「夏」を始めた人物である。夏王朝に続くのが商（殷）王朝。そして、孔子が理想の時代としていた周王朝へと歴史は続く……。周王朝の成立が紀元前十世紀頃であるから、秦の始皇帝の時代から遡っても、「三皇五帝」の時代は遙か古《いにしえ》の時代の話である。

　天地開闢神話といっても、最初の「三皇」は、天地人三才に象《かたど》る説をそのまま三皇に応用したもので、古い伝説が神話編纂時に取り込まれたというよりは、「三皇」の呼び名に合わせて後から創作されたものと考えたほうがよさそうである。このあたりは、『古事記』上ツ巻冒頭の天御中主神《アメノミナカヌシ》や国常立命《クニトコタチ》などの造化神――名前だけあって、具体的な人格や事蹟がない――が、日本の国の開闢に箔をつけるために後から追加して創作されたのと同様の理屈である。(46) そして、具体的なキャラクター（人格）とストーリー（物語）がある伊弉諾尊《イザナギ》・伊弉冉尊《イザナミ》の物語――旧約聖書で言えば、アダムとエバ――

（46）因みに、旧約聖書の『創世記』においても、「天地創造」の一部始終を綴った第一章の第一節から第二章の第三節までは、後から「下駄を履かせる」ために付け加えられたもので、「唯一」であるはずの神の名前も、第二章の第三節までは「エロヒム」であり、第三節以後は「ヤハウェ」になっている。

同様、読んでいて興味深いのは「五帝」のほうである。以下、順次、「五帝」をひとりひとり分析してゆこう。

「五帝」の筆頭は、それまで生のままの木の実や魚介類を食して落命することの多かった人類に火の使い方を教えたという「燧人氏」である。二番目の「伏羲氏」は、易をはじめとして多くのものの発明者とされており、文化の創始者としての性格が強い。また、伏羲氏は、牛・羊・豕などを家畜として養い、それを庖厨《くりや》で料理して、犠牲として神祇や祖霊を祀った。それ故に「庖犠氏」ともいう。三番目の「女媧」は、はじめ黄土を手でこねて人間を一人一人作っていたが、手間がかかってなかなか捗らなかった。そのうち女媧は、縄を泥の中で引っ掻き回し、これを引き上げる方法を思いついた。引き上げた縄から泥が滴り落ちると、それがみんな人間になった。これは一種の創造神話である。注意深く読んでみると、『創世記』でも『古事記』でも、最初に「無性的創造」が、それから「有性的創造」の二度にわたる「創造」が行われている。これは、最初は単細胞生物が細胞分裂によって増殖（クローン）していたが、その内、多細胞生物の中に雄と雌ができてきて、その生殖行為によって増殖していった生命の歴史と似ていて、興味深い。

しかも、伏羲は女媧と兄妹であると同時に夫婦であるともされており、遅くとも漢代には互いに尾を絡み合わせた（セックスを意味する）人面蛇身の伏羲・女媧像が作られていた。また、この二人は太古の大洪水にただ二人生き残った兄妹であり、やがて二人が夫婦となって現在の人類の始祖となったともあり、旧約聖書の『創世記』を想起させる。この二人はよく天帝の命に逆らったりするところも人間的だし、蛇が登場するところも、創世記の記述と似ていてとても興味深い。

日本に馴染まない家畜文明

さて、「五帝」の四番目は、人身牛頭の「炎帝神農氏」である。鋤鍬の使用法を広めてはじめて耕作を教えたため、神農氏と号した。神農氏はまた、五弦の瑟（楽器の一種）を作り、また日中に市を開き、物々交換して夕方に帰ることも教えた。神農氏はまた。百草を舐めて薬と毒を見極めたので、「薬王」とも呼ばれる。姓は姜。火徳の王であったので炎帝と称したという。日本でも、漢方医の守護神となり、日本中の主な製薬会社の本社が集中する大阪市中央区の道修町《どしょうまち》では、少彦名《スクナヒコナ》神社で旧暦の冬至の日に「神農祭」が行われて賑わう。

そして、「五帝」の最後が、土徳の天子であるが故に「黄帝」と号した「帝鴻氏」である。黄帝は、政治・軍事などの国家の諸制度を整えたと言われている。黄帝が天子の位に就くにあたって、炎帝（の子孫）と争ったといわれている。この黄帝こそが中華民族の祖（旧約聖書のアブラハムに相当）とされている。『史記』五帝本紀では、「日月・星辰・水波・土石・金玉をも徳をもって覆う世の中を作り出した」と絶賛されており、黄帝の墓とされている黄陵には、歴代王朝のみならず共産主義の中華人民共和国政府も、毎年参拝の使者を送って中国の現状を報告しているそうである。

農業に適さない中近東で発達した「アブラハム宗教」の流れに属する文化はいうまでもなく、「南船北馬」(47)という二つの異なった風土的文化的背景を

（47）稲作に適した江南は、水運にも恵まれ民衆の暮らしは豊かで文化も優雅だった。一方、遊牧騎馬民族の支配を受けることが多かった河北は、食糧供給は不十分であったが質実剛健で軍事的な力が強かった。

持つ中華文明が「家畜」という概念に親しみを持ってきたことは、「羊頭狗肉」や「酒池肉林」といった四文字熟語が存在することからも明らかである。このことは、三千年前の周王朝の頃から、二十世紀の初めまで存在した清王朝に至るまで「中国三千年の歴史」を通じて存在し続けた「宦官《かんがん》」の制度を見ても明らかである。「去勢」という発想やその実施技術は、その背後に「畜産」という生活実態がなければ思い浮かばない行為だからである。

ところが、米作と漁労を中心に文化が培われてきたわが日本列島においては、山野に生息する山鳥や鹿・猪・兎の類を狩猟することはあっても、食用の「家畜」として、偶蹄類（牛・豚・羊の類）を飼育してきた伝統がない。日本人が、一般的に「四ツ足（家畜）」を食するようになったのは、明治になってからである。七世紀後半、天武天皇が仏教の教えにより家畜などの殺生と肉食を禁じて以来、千二百年間、公的には肉食《にくじき》のための家畜の殺生は忌避されていた。牛・馬の類は、専ら軍事や民生用の運搬手段や農耕補助といった労働力として使われていた。

このような日本人の食が大変革したのは、一八七二（明治五）年に、明治天皇自ら範を示した肉食解禁からだ。早急なる近代国民国家の建設を至上命令とするこの政府は、体格でも優れる欧米「文明人」の仲間に入るには、西洋料理の普及が不可欠と考え、千二百年間にわたるタブーを解き、逆に、肉食を奨励するため、歴史的権威の象徴である天皇をかつぎ出した。「公家」であった天皇に、衣冠束帯の代わりに洋服を着せ、武家でもないのに白馬に跨らせて大元帥陛下に仕立て上げ、さらには、アフガニスタンのイスラム原理主義政権タリバンの「バーミヤン大仏爆破」よりも大規模な徹底した「廃仏毀釈」政策をラディカルに展開したことが、肉食奨励にも役だった。

やがて、牛鍋、すき焼き、トンカツ、親子丼……、と和洋折衷の人気料理も次々と考案され、全国民的レベルでの学校教育の普及や徴兵制度によって、日本人の食生活にとって肉食が揺るぎないものとなっていった。それから百五十年……。欧米列強に追いつき、追い越すことを目標として、軍国主義、それから経済至上主義へと突っ走っていった日本人は、二十一世紀になってそのいずれの夢も破れ、一種の脱力感を感じている。ここはひとつ、いい機会だから、近代の百五十年間を総括するためにも、日本人はいったん肉食をやめて、ヤハウェ神が忌み嫌った「土」の徳を体現する「黄帝」から名前を頂いた栄養ドリンク剤の『ユンケル黄帝液《こうていえき》』でも飲んで、偶蹄類の家畜の伝染病である口蹄疫《こうていえき》の世界的蔓延を克服してもらいたいものである。

牛肉消費の棲み分け

二十一世紀に入ってから、世界的な規模——といっても、食糧を思う存分に輸入できる豊かな先進国の中での話ではあるが——で、「食の安全」というものが深刻な事態に至っている。まず、二〇〇三年から問題になった米国産肉牛のBSE(48)への対応をめぐる日米政府間のつば迫り合いがある。長年、日本はアメリカから牛肉の輸入自由化について圧力をかけ続けられてきた。しかし、もし、本当に日本が牛肉の輸入を完全に自由化をしたら、困るのはアメリカのほうである。なぜなら、あらゆる規制がとれた日本の輸入業者は、アメリカ産よりもさらに価格の安いオーストラリア産やアルゼンチン産の牛

(48) 牛海綿状脳症。いわゆる「狂牛病」は、欧米では、文字どおり「mad cow disease」と呼ばれているが、「差別用語」に異常に敏感な日本のマスコミは、この「狂牛病」という病名の「狂」という字面に反応して、一般にはなんのことやら解らない学術用語の「BSE」へと変更してしまった。しかし、よく考えてみると、「正気」か「正気でない」かは、人間に対して問うべき問題であって、そもそも、牛に「正気」があるかないかは、解らないのである。

肉を輸入するであろうから、どちらにしても米国産牛肉には勝ち目はないのである。その厳然たる事実を誰かアメリカ政府に突きつけてやればよいと思うのに、誰もそのことに触れようとしないのはなぜなのだろうか？　おまけに、アメリカ産牛肉にはＢＳＥ汚染に関する疑惑が常につきまとっており、「全頭検査」を要求する日本の消費者には、アメリカ政府の大変曖昧な検査基準――生後三十カ月までの牛は無条件にＯＫ。しかも、検査は「見た目」で異常があるかどうかを確認――は、とうてい受け入れられないであろう。おそらく、日本政府もマスコミも、「日米二国間関係」の中でしか物事を見ることができない視野狭窄に陥っているのであろう。

あるいは、もっと単純に、二〇〇一年に制定された「テロ対策特別措置法」[49]の時のように、アメリカから何か注文を受けると、政治家も官僚もたちまち「思考停止」してしまう構造になっているのかもしれない。「牛の脳ミソの軟化を心配する前に、己の脳ミソの軟化を心配しろ」と言ってやりたい気分である。そういう訳で、日本政府は、米国産牛肉の輸入自由化による日本の畜産農家へのダメージを緩和するため、輸入自由化枠を何年もかけて

（49）「九・一一」米国中枢同時多発テロ事件後、米国の要請を受けて政府が国会に緊急上程して成立した。それを受けて、二〇〇一年十一月九日には海上自衛隊の艦隊がインド洋に向けて出航。その後、六年間にわたってインド洋で米国等の軍艦に海上自衛隊が燃料給油等の「後方支援」を行った。

徐々に譲歩してゆくというお得意の戦術――一八五三年のペリー率いる黒船の来航以来、日本の対外交渉のスタイルは、いつも「too little, too late」である――を日本政府はとり続けてきたのである。しかし、いくらゆっくりと輸入枠を拡大して、そこで稼いだ時間で日本の畜産農業を構造改革していったとしても、広大な牧場で大量の牛を放し飼いにするアメリカの牧畜産業と、一頭一頭の牛を牛舎内で人間の食料にもなり得る穀物飼料を与えて育て、中には牛にビールまで飲ませて霜降り肉にしている日本の和牛生産が、同じ「畜産業」というカテゴリーで価格競争できるはずもない。こと畜産に関する限り、日米のそれは「全く別の産業だ」と言ってもいいくらいである。

トランプ政権が問題にしてくるであろう日米間の農産物関税問題においても、こと牛肉に関しては、日本国内の消費構造においても完全な「棲み分け」がなされてきた。つまり、この三十年ほどの間の農水省や経産省の無策を補う形で、食肉の国内消費の「二階建て」化が進行し、棲み分けが行なわれることによって、アメリカからの圧力を吸収してきたのである。自動車やハイテク製品など「競争力のある」産業側からすれば、「総量的にはとるに足らない金額にすぎない日本の畜産業を保護するために、莫大な富をもたらす自動車やハイテク産業が犠牲になる（日米交渉の取引材料にされる）のは納得できない」と思っているに違いない。であるから、国産牛肉は、超高級品としての黒毛和牛の霜降り肉――いわゆる神戸牛や松阪牛のようなもの――に特化し、逆に、ファミリーレストランや牛丼屋などの外食産業用には、安いアメリカ産中心の牛肉が使われてきたのである。

もうひとつの九・一一事件

そんな中で、二十一世紀に入ると、世界の各地でＢＳＥが猛威をふるうようになったのである。二〇〇一年九月に日本で初めてＢＳＥが検出されたとき、その発症した牛が食べていた飼料がアメリカから輸入されたものであった――つまり、アメリカの畜産業のほうがはるかにＢＳＥ汚染の可能性が大きいということ――にもかかわらず、米国は、アメリカの広大な畜産業にＢ

ＳＥが感染することを恐れて、日本産の牛肉の輸入を一切禁止した経緯がある。また、日本国内でも、消費者の「牛肉離れ」が加速し、焼き肉屋等が大打撃を受けた。その際、日本政府が実施したことは、食肉用に出荷されるすべての牛肉からサンプルを取ってプリオン（ＢＳＥの原因と考えられる蛋白質）の有無を検査し、「特定危険部位」と呼ばれる脊髄や脳については、プリオンの有無にかかわらず全面的に廃棄するという極めて厳格な検査体制を敷くことによって、消費者の信頼を取り戻したという経緯がある。

因みに、米国中枢同時多発テロ事件が起った二〇〇一年九月十一日の朝刊には、「日本で初めての狂牛病発生」という大見出しが踊っていたことを読者の皆さんはご記憶であろうか？　ところが、このニュースの賞味期限はわずか数時間で、その日の夕刊は、乗っ取った旅客機を乗客ごと超高層ビルにぶつけるというあのショッキングな世界貿易センタービルへのテロ攻撃の記事でかき消されてしまったのである。運命とは数奇なものである……。

アメリカのＢＳＥ禍については、当然のことながら日本の農林水産省は、アメリカが日本向けに輸出する肉牛について、脳や脊髄といった特定危険部位の廃棄は言うまでもなく、全頭検査を要求したのである。何故なら、一方で国内産の牛に全頭検査の義務を課しながら、もう一方でアメリカから輸入される牛が全頭検査されないのであれば、日本の畜産農家を納得させることができず、また、とうてい日本の消費者の安心を得ることもできないからである。ところが、いつもダブルスタンダードなアメリカは、そのことに噛みついた。曰く、「BSEの典型的な症状である歩行困難や足のふらつきを確認した牛をのみ検査すればそれでよい」というのである。しかし、BSEの典型的症状である足のふらつきが見えた牛は、二千頭に一頭の割合、つまり〇・〇五パーセントしか存在せず、食用肉牛の全頭（一〇〇パーセント）を検査する日本と、〇・〇五パーセントのサンプリング調査だけで「安全」を宣言しているアメリカとでは、いかにも精度の違いが生じる。アメリカの言うことは、なんでも聞いてしまう政権が続く限り、日本国民の心配の種は尽きない。

常にダブルスタンダードなアメリカ

しかし、アメリカ側の言い分が解らないでもない。アメリカには現在三千五百万頭もの食肉用の牛が飼育されており、BSEの疑いを持たれたわずか○・○五パーセントの牛を検査するだけでも、実際には一万七千五百頭の牛を検査しなければならず、この数は、日本で飼育されているすべての牛二万頭の全頭検査とたいして変わらないのである。しかも、日本の食肉用の牛は価格が非常に高い——自動車一台よりも黒毛和牛一頭のほうが高価——ので、仮にBSE検査のための費用を牛肉の価格に転嫁してもほとんど影響が出ないが、そもそも価格の安いUSビーフは、BSE検査の費用を転嫁されるともろにその価格に響くのである。そこで、米国政府は日本政府に対して以下のように言った。「統計学的には、○・○五パーセントのサンプリング調査で十分科学的な根拠(50)があり、われわれ（米国）のサンプル検査方法は、十分科学的根拠を有しており、消費者に阿《おもね》る日本政府の論理は感情論に過ぎな

(50) この統計学上の理論は、一民間視聴率調査会社であるビデオリサーチ社が、「首都圏の千数百万世帯のテレビ視聴率を調査するために、二段階無作為抽出したわずか数百世帯にモニター機を設置するだけで、統計学的にはほとんど誤差のない精度で視聴率を算出することができる」のと同じ統計学上の手法である。ただし、そのモニター機が設置されている家庭が、テレビ局側に知られていないというのが前提条件になるが……。

い」と言ってのけたのである。

ここで、もし筆者が日本の農水省の担当者であったら、即座にアメリカにこう反論したであろう。IWC（国際捕鯨委員会）の長年にわたる「鯨資源の保護に関わる科学的根拠の話」の中で、十分にその資源量が増えていることが科学的に証明されているミンククジラについての日本からの再三にわたる（捕獲数が管理された中での）商業捕鯨再開の要請にもかかわらず、アメリカ代表はこう言ってのけたではないか。「捕鯨禁止に科学的根拠は不要である！」と……。つまり、（アメリカ人が高等な動物だと考える）鯨に関しては、科学的根拠の有無なんぞはどうでもよく、「鯨は一頭たりとも獲らせない」というのがアメリカの姿勢であり、鯨肉については自国民の感情論を優先させながら、牛肉に関しては「科学的根拠に基づいて処理しろ」と日本国民の感情論を圧殺しようとしているのがアメリカであり、この論理矛盾こそ日本は国際世論に訴えかけなければならないのである。イスラム諸国も、問題の違いはあれ、方法論的には、常にアメリカのこのあり方――自分に都合の良いダブルスタンダード――に異議申し立てをしているのである。

ＢＳＥ騒動が外食産業のチキンレースを止めた

　ところで、先ほど述べたように、この三十数年間の日本の段階的な牛肉輸入枠の拡大は、日本国内のいわゆる「外食産業」というものを育成してきた。誰もが思いつく牛丼の吉野屋やハンバーガーのマクドナルドといったファストフード店だけではなく、ロイヤルホストやすかいらーくといったいわゆるファミリーレストランも、安価な外国産牛肉に頼って成長が支えられてきたのであるが、これらの中で、特にメニューのラインナップが米国産牛肉への依存度が高い吉野屋とマクドナルドが、米国産牛肉のＢＳＥ禍で大きな打撃を受けた。

　一般に、アメリカ人は赤身の牛肉を好み、日本人は脂肪分の多い霜降り肉を好むと言われているが、それゆえ、アメリカではほとんど消費されない脂肪分の多い牛肉やモツ（ホルモン）の部位を安価で大量に輸入して、これらの企業は商売として成功したのである。場合によっては、安価なアメリカ産牛肉の赤身に別の牛や牛以外の動物の脂身を混ぜ合わせて再形成し、それを「ビーフステーキ」と偽装してメニューに加えている悪質な外食産業もあった。さらにこの企業努力が、二十数年続いたバブル経済崩壊後のデフレ社会において、外食産業の価格破壊競争に火を点けたが、あまりにも安価過ぎる食品は、かえって、消費者の信頼を失って、すぐに「元の値段」に戻った……。

という訳で、この四十数年の間に日本国内には数多くの外食産業が勃興したが、それらのビジネスが「儲かる」ということが判かると、たちまち複数の大手資本が参入してきて、当初のようなドミナントな状態——売り手側の自由な価格設定により、うまみの大きい独占状態——を失った業界第一位の外食チェーンは、体力勝負の価格破壊競争に打って出ることによって、後発の競争相手を倒し、再び寡占状態を作り出すことを目論んだのである。歴史上、例を見なかった長期デフレ不況の時代に、この戦略はある意味で成功したかに見えたが、同業他社同士の競争だけでなく他の外食産業まで巻き込んだ全面戦争へと発展し、価格破壊競争も、ある意味行き着くところまで行き着いて、互いに消耗戦の様相を呈し、外食産業自身の経営体質の弱体化というものをもたらしたのである。文字通り「チキンレース」の様相を呈してきたと言えよう。

都市と宗教と伝染病の三角関係

、、、

チキンレースと言えば、安価な東南アジア産や中国産の鶏肉を輸入して成り立っていた日本のＫＦＣ（ケンタッキー・フライド・チキン）も、東南アジアにおける鳥インフルエンザ騒動で大変な打撃を受けた。ＫＦＣに限らず、各種外食産業や食品スーパーで売られている唐揚や焼鳥用の冷凍鶏肉は、その多くが海外（タイ、ブラジル、中国産で全体の九割を占める）から輸入されているのである。そこへ、東南アジア各国で鳥インフルエンザ汚染が発生し、少数ではあるが、日本でも鳥インフルエンザが散発的に発生したのである。

この本の第二章で述べたように、現生人類がその二十万年に及ぶ歴史の大半を過ごしてきた自然環境下での血縁集団による小規模な部族社会から、約五千年前に世界の各地域において、突如として同時多発的に潅漑農業と都市文明が出現し、そのことが、今日われわれが〝宗教〟と呼んでいるものを生み出し、また、身分・法律・文字・税金等々あらゆる人類文明にとっての基本的な要素がその中で生じたと指摘したが、そのひとつの例として、都市化による人口の集積によって生じる伝染病の蔓延をいうことについても詳しく述べた。また、その伝染病との密接な関係において宗教も発展してきたということは、『出エジプト記』におけるユダヤ人の「過ぎ越しの祭」の例や、祇園祭における「蘇民将来」の例に見られるとおりである。

現在の集約された畜産業は、牛と言わず、豚と言わず、鶏と言わず、すべて五千年前に突如として人類が始めた都市国家での人口密度の高い生活(51)と極めて似た環境下にこれらの動物が置かれているのであり、そのことはすなわち、人類が辿ってきたのと同様、家畜や家禽たちも伝染病という深刻な問題に常に晒されるということである。この際、牛丼にしてもハンバーガーにしてもフライドチキンにしても、いわゆる輸入食糧依存社会から脱却……、即時一〇〇パーセントの脱却は難しいかもしれないが、日本社会全体のリスク

(51) 囲い込まれた小さな空間の中に集積的に人々が暮らすことによって生じた水や食糧の大量供給と、ゴミや排泄物の大量処理の問題および高密度化がもたらすストレスの上昇等。

ヘッジのためにも可能な限り減少させていく必要があるのではないだろうか。

　また、この六十年間一貫して食糧自給率の下がる一方[52]であったわが国が、食糧自給率のアップということを真剣に考える時期になっているのではないだろうか。こと食糧問題に関しては、グローバライゼーションはある意味、国民の利益を損なう愚行である。ただし、食糧自給率のアップといっても、旧態依然たる日本の兼業農家の権益を守るだけでは、当然、一億二千五百万人の日本人の食を賄うことなんかできないことは言うまでもない。六十年前には、日本国民の四〇パーセントが農業（林業・漁業を含む）に従事していたのであるが、最近では農業に従事する人は三・五パーセントにも満たない。しかも、職業別就業人口の平均よりはるかに高齢化が進行し、農業に従事する人の内、六十五歳以上が四二パーセントもいるので、十数年後には農業就業人口比率は二パーセント以下になるであろう。

　この状況を改善するためには、高度に効率化した日本の第二次産業――にもかかわらず、近年の中国をはじめとする新興国の追い上げによって国際価格競争力のなくなった第二次産業――から大量に優秀な労働力や資本の移転

（52）日本の食糧自給率はG7諸国中、最低の約三〇パーセントしかないので、もし戦争等の理由によって輸入食糧の供給をストップされたら、たちまち日本人は餓えることになる。

を行ない、農業法人(53)を各地に設立して、かつて日本が奇跡的な高度経済成長を重化学工業分野において成し遂げた方法を大胆に導入して、日本の農業のあり方を根本から変えていくという時期に来ているように思う。

BSEと鳥インフルエンザと鯉ヘルペスの奇妙な関係

そういえば、牛のBSEと鳥インフルエンザの奇妙な関係に気が付いた。皆さんも十二支の方位盤を思い出してほしい。丑《うし》は北北東の方角であり、酉《とり》は西の方角である。『桃太郎とは何者なのか?』の章で述べたように、何か超自然的な禍々しい力が働くと信じられていた「鬼門《きもん》」は、「艮《うしとら》(＝丑寅)の金神《こんじん》」から派生した恐ろしい伝染病の力をシンボライズしたもので、それ故、鬼は、頭には牛の角が生え虎柄のパンツを履いた姿で描かれているのである。この鬼(＝艮の金神)に対する陰陽五行的対抗勢力として、桃太郎の家来である申《さる》・酉《とり》・戌《いぬ》が想定されたと述べたが、十二支表を見ていただけたら判るよ

(53)「農業法人」といっても、従来からあった「農協」などの「農事組合」のことではなく、「株式会社」などの「会社法人」であることはいうまでもない。

うに、ＢＳＥが問題になっている丑の方角と、鳥インフルエンザで問題になっている酉の方角を指し示した時、それとちょうど釣り合う形で、もうひとつ巳《み》（＝蛇）の方角が空いているのである。

次に何らかの新しい動物起因の伝染病が発生するとすれば、「風水」的には必ず巳の方角、これがコブラなどの毒蛇か何によるものかは判らないが、巳の方角に関係あるものではないかと筆者は予想していた。十二支では、この巳の隣は辰《たつ》（＝龍）であり、この巽《たつみ》（＝辰巳）の方角の二種類の動物だけが、体に鱗を持ったつまり水中に棲んでいる水と関係の深い動物なのである。そういえば、「龍門という黄河の激流を登りきれた鯉だけが龍になることができる」(54)という伝説が中国にあったが、コイという食用にもなる淡水魚の間で、近年、日本全国の湖沼や河川では、十数年前にイスラエルから流行が始まった「鯉ヘルペス」（コイだけがかかるヘルペスの一種）という実に深刻な伝染病の発生が報告された。ある湖沼や河川にほんの数尾鯉ヘルペスに罹ったコイが混入するだけで、たちまち、その水系にいるほとんどのコイに感染して死んでしまうという非常に強力な伝染性を持った病気であり、現在のように、

（54）『後漢書』の「李膺伝」に見られる「登龍門」の故事。だから、男子の成長と出世を願う「端午の節句」では「鯉のぼり」を揚げる。

アユの養殖等で各地の河川や湖沼に、本来の水系の違いを越えて琵琶湖産のアユの稚魚の放流が盛んに行なわれるようになってからは、放流する稚魚に混じって伝染病を持った別の魚の稚魚がいる可能性がないとは言えないので、アユ釣りファンから遊漁料を取るための別水系産の稚魚放流という行為を全面禁止しなければならない。

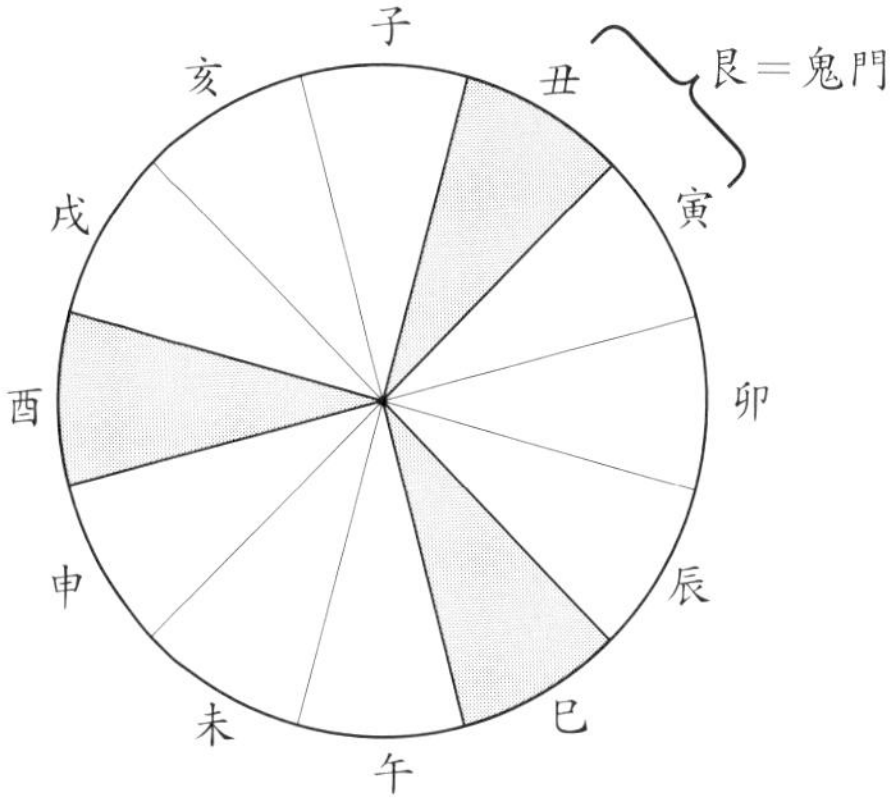

それでも、たとえ河川や湖沼で漁業権を有している漁師たちがアユの稚魚放流を停止したとしても、スポーツ気取りの一般の釣り人が「キャッチ・アンド・リリース」などと称して、いったん釣り上げた魚を「大きくなってから戻っておいで……」なんぞと自己満足に過ぎない科白《せりふ》を吐いて、わざわざ湖（池・沼・河川）に戻す自分本位な愚行を繰り返しているかぎり、こ

のような伝染病がどんどんと蔓延し、気が付けば日本にいるコイは鯉のぼりだけであったという、笑うに笑えない話になりかねないのである。そもそも、生きている魚のいのちを自己の楽しみのためにスポーツフィッシングと称して弄《もてあそ》んだ挙げ句に、いったん釣り上げた魚を放流して、「私は殺生していません」という了見からしてさもしい。たとえ、リリースした瞬間は元気そうに飛び跳ねて水中へ潜っていったとしても、釣り針で引っ張り回されて口腔に大けがをさせられ、魚の体温より遙かに高温の人間の手で摑まれて「やけど」を負わされ、病害虫の侵入を防ぐために鱗をコーティングしている粘液の一部を剝ぎ取られているのであるから、リリースされた魚のほとんどは数日のうちには感染症で死んでしまうか、餌を獲ることができなくなって餓死してしまうであろう。人間の口にフック船長のような鉤針を突き立てられて、天井から吊り下げられて（当然、全体重が顎にかかる）重傷を負わない人間はいないであろう。しかも、その後、なんの治療行為もしないで釈放するのである。絞首刑とほとんど同義である。

自分の目の前では、たとえ直接手を下さなくても、間接的に殺生をしているほうが、（罪の意識が低いだけ）直接殺生をするよりも質が悪い。鳥獣や魚虫であっても、「いのちがけで生きている」のであって、それらに向き合うときは、こちらもそれなりの敬意を払うべきであると思う。だからといって、「殺生はいけない」なんぞという観念論を述べているのではない。人を含めて動物が「生きる」ということは、すべからく「他のいのちを奪って生きる（食べる）」ということなのであるから、「食べる」ということに真剣であらねばならない。私が「今日《こんにち》ただ今、生きている」という事実は、無数の生きとし生けるもののいのちの犠牲の上に立って維持されているのだから、徒や疎かにしてはいけない。だから、食事を食べる前の挨拶は「いただきます」なのである。「いただきます」とは、「私のいのちを維持するためにあなたのいのちを頂戴します」という懺悔であり、祈りなのである。

　筆者の母方は、織田信長の命で伊賀国から近江国へ移封されてきて十三代続けて琵琶湖畔で繁栄してきた家系なので、幼児期から本論で採り上げたコイに限らず、ウナギ・アユ・モロコ・ゴリ等の淡水魚の料理には目がないだけに、牛肉が食べられなくなるＢＳＥや、鶏肉や鴨肉が食べられなくなる鳥インフルエンザに勝るとも劣らない鯉ヘルペスの蔓延は、日本の伝統的食文化に対する大いなる脅威として捉えている。

第六章　スーパー・スプレッダーがいればこそ

SARSに関する中国政府の不都合な真実

二〇〇二年から二〇〇三年にかけて、新型インフルエンザのパンデミックの「前兆」とでも言うべき、未知の感染症が突如として東アジア各地で流行し、数カ月の間に世界中に伝播し、何故だか中国系の人々を中心に約八千名が罹患して、しかもその約一割が死亡するという猛威を振るった。その新型肺炎は「SARS（Severe Acute Respiratory Syndrome＝重症急性呼吸器症候群）」と名づけられ、疫学調査の結果、新種のコロナウイルス(55)の飛沫感染によって拡大することが判明した。

どういう訳かこのウイルスは、中国人に選択的に感染した形跡がある。全発症者の八八パーセントが中国本土と香港で発生しており、それ以外で二百人以上の発症者が出た国は、台湾・シンガポールであるが、これらの国も、国民の大半が「中国系」である。また、太平洋を挟んだ北米にも飛び火して、カナダで二百五十人、アメリカ合衆国で七十一人が感染したが、これらの患

(55) ウイルスの遺伝子RNAを内包するエンビロープ（＝皮膜）の構造が、太陽の表面のコロナのような形状をしていることから名付けられたウイルスの科の総称。インフルエンザウイルス、単純ヘルペスウイルス、HIVヒト免疫不全ウイルスなどが、この形状を有する。

者もまた大半は「華僑」の人々であった。一方、不思議なことに、あれだけ中国との間で人の往来の激しい日本人が一人も発症しなかったことは奇跡的と言えよう。

それには、二つの理由が考えられる。最初に考えつくのは、中国人の生活習慣があまり衛生的ではないという点である。実際に中国へ行ったことのある人なら、中国の一般民衆の生活環境がいかに非衛生的であるかは、その例の枚挙に暇ないであろう。レストランでも鉄道の車内でも、まるで「床はゴミ箱である」と言わんばかりに、辺り構わず痰を吐き散らすし、ゴミゴミとした街角の屋台はいうまでもなく、一応、そこそこのクラスのレストランでも、ちょっとバックヤードを覗けば、これからまさに食べられようとしている鳥獣が生きたまま籠に入っていたりする。その鳥獣には、餌代わりに客の残飯が与えられ――つまり、客用の皿と鳥獣の餌皿が言ったり来たりしている――その糞や羽毛がそこらへんに散らばっているのは当たり前の光景だ。

アヒルやジャコウネコ科の狸に似た夜行性哺乳類であるハクビシンなんぞの鳴き声が、客も店員も喧《かまびす》しい中国人の大声に混じって聞こえる……。今、客の目の前にいる鳥獣がインフルエンザに感染していないってどうして確認する……？　調理場には、ヘビやカメやカエルまで蠢《うごめ》いているが、ザルの中でのたうち回っているカムルチーなど、どうみても顎口虫(56)などの寄生虫がウヨウヨ付いていそうだ。市場では、野菜なんかも直接地べたに積まれていたりする。何ごとも「清潔第一」の日本人には「見たら食べられなくなる食べもの」が中国には溢れかえっている。

たいてい新型のインフルエンザは、中国南部の農村部の家禽と家畜が人家の中で飼育されているような環境下で、アヒルとブタとヒトが同時に、それぞれの種固有のインフルエンザに罹った際に、種の違いを超えて、アヒルとブタとヒトのお互いの体内に別種のインフルエンザウイルスも取り込まれ、そこでウイルス同士の遺伝子交換(57)が行われて、新種のインフルエンザが発生すると言われて久しい。というわけで、ＷＨＯ（世界保健機構）をはじめ、日本や欧米の感染症研究施設の多くが中国に対して「監視の目」を光らせているることは事実である。こういう背景があるからかどうかは知らないけれど、中華人民共和国当局も、「不都合な事実」を隠そう隠そうとするので、この

(56) 日本では、タイワンドジョウやライギョと呼ばれている東南アジア産の獰猛な淡水魚であるカムルチーなどの淡水魚や畜肉を加熱不十分な状態で食することにより、それに寄生していた顎口虫の幼虫が、人間の胃や腸の壁を食い破り、体内に侵入して動き回る。皮膚のすぐ裏側にいるときには、外部から目視できる。眼球や脳に侵入したら、失明や脳障害を伴うこともある。

(57) インフルエンザウイルスが宿主の細胞内で遺伝子交換し、新型へと変異するということを説明すると、

ときのSARS禍も、国際社会からの発見が遅れ、これだけ被害を拡大させてしまった。

おまけに、中華人民共和国は、「台湾は中国の一部である」と言い張って、国際機関から中華民国（台湾）を排除しようとするため、WHO等の国際機関が直接台湾と交渉することが妨げられ、結果的に、新型インフルエンザやSARSの拡大を防ぐことが後手々々になってしまった。人間が引いた国境線なんて、渡り鳥にとっても、ウイルスにとっても何の意味もないのであるから、中華人民共和国政府のゴリ押しが人類社会全体を危険に晒しているとも言える。中華人民共和国が国連の常任理事国であるということの弊害は、何も拒否権が行使できる安保理だけのことではないのである。因みに、二〇〇七年から二〇一七年までWHOの事務局長を務めたマーガレット・チャン博士は香港出身の中国人である。

ウイルスは一般的な生物の複雑な構造と機能を有した細胞とは異なり、エンビロープ（封筒）と呼ばれる「容器」の中にRNAと呼ばれる遺伝子が入っているだけという単純な構造であり、宿主の細胞内で自らのRNAの複製を作り出し、宿主の細胞膜を破壊して飛び出すのである。

以下のモデルで例えれば、Aというウイルスは封筒の中にRNAとして一円玉、五円玉、十円玉が入っており、Bというウイルスは封筒の中に一セント、五セント、一〇セントのコインが入っているとして、この二つの封筒の中身を宿主の細

第六章　伝染病も宗教もスーパー・スプレッダーがいればこそ

日本人と台湾原住民との近縁性

　実は、二十一世紀初頭のSARS禍で、中国人に関するもうひとつの疑惑がある。それは、先ほども述べたように、日本の周辺国であれだけ多くのSARS患者が発生したのに、中国と人的往来も盛んな日本でひとりのSARS患者も発生しなかったのには、何かもっと別の原因があるのかもしれない。

　何故なら、一般的に言って「中国人の衛生意識が低い」と言っても、中国人にだって「衛生意識の高い人」もいるであろうし、日本人にだって「衛生意識の低い人」はいくらでもいる。その証拠に、北米のような比較的衛生的な地域においても、SARSはどうも中国系の人に選択的に感染している傾向がある。もちろん、かつてAIDSに対して言われたように、「某国がアフリカ系の人々を選択的に排斥するために、遺伝子操作をしたHIVヒト免疫不全ウイルスをばらまいた」というSF映画まがいの説を立てる人もいるが、筆者はそのような陰謀説を採らない。

胞に相当する丼の中にぶちまけて、任意にコインを三つずつ入れた封筒を新たに作れば、例えば、一円玉と五円玉と一〇セントの入った封筒が簡単にできてしまう。つまり、全く新しい遺伝子配列を持った新型ウイルスが発生するということである。

しかし、ＳＡＲＳの感染者の大半が中国系であるという「事実」は、直視しなければならない。なぜなら、中国とは地続きであり、お世辞にも「衛生的」とは言えないモンゴルや朝鮮半島においても、ＳＡＲＳ感染者はほとんど発症していないからである。実は、筆者はＳＡＲＳの爆発的流行が収束した直後の二〇〇三年九月に台湾の先住少数民族のフィールドワークを実施するため、台湾南部の大都市である高雄市政府の「原住民事務委員会」や屏東県（高雄市から東へ数十キロ行った山岳地帯の入り口）にある「原住民族文化園区」を訪れ、台湾に漢人たちが入植してくるより遙か以前からこの島に暮らしていた少数先住民族(58)の人々と交流したことがある。

彼らとの交流は、二〇〇三年から二〇〇五年にかけて数回にわたって繰り返され、最終的には、二〇〇五年に開催された愛知万博（「愛・地球博」）に筆者が同出展委員会の副事務局長をつとめた出展した『こころの再生・いのり』館というプログラムに、台湾先住民各部族の青年三十数名を招いて、その独自の文化を紹介することにまでなった。筆者を台湾の少数先住民の問題にそこまで入れ込ませたのは、その最初の出会いの際に、中国人社会を恐怖

(58) 十七世紀の清代初期に、大陸を追われた明の遺臣たちが大量にこの島に入植し、先住民族を山岳辺境地帯へと駆逐した。同様のことは、二十世紀中頃、大陸での国共内戦に敗れた国民党勢力がこの島を制圧し、台北に彼らの政権＝中華民国政府を遷した。これらの「二重の排斥」により、現在、この島に暮らす少数先住民族はごくわずかであるが、それぞれユニークな文化的伝統を有する十数部族が、主に山岳地帯で細々と生存している。

に陥れたSARSに話題が及んだとき、伝統的な原住民の衣装を身につけた七十歳を超えるであろう長老の一言が筆者の好奇心を刺激したからである。

「これだけSARSが猛威をふるっている台湾でも、どういう訳か原住民は一人もSARSに罹らないのです」とその長老が流暢な日本語で言われ、筆者も「日本人も一人もSARSに罹っていないのは不思議に思います」と返答した時の長老の言葉、「台湾原住民と日本人とは、おそらくHLA[59]の型が最も近い（＝遺伝子的に近縁）そうです。漢民族はまったく違いますからね」と言われて、ハッと気が付いた。

「同文（同じ漢字という文字を使う）」ということで、日本人と中国人[60]とは、近縁だと思っている人が多いが、人類学的にはかなり離れている。おそらくドイツ系とフランス系のほうが遙かに近縁であろう。筆者の見るところ、原日本人（縄文人）はミクロネシア系のほうが遙かに近いと考えている。そして、三〇〇〇メートル級の急峻な山脈によって隔てられ、それぞれ独自の文化を維持してきた台湾の先住諸民族[61]の中には、西は遙かアフリカ大陸の目の前に浮かぶマダガスカル島に暮らす原住民（マレー系）と近縁な部族があったり、

(59) 白血球の血液型ともいえるヒト白血球型抗原。骨髄や臓器移植を行う際に最も重要な組織適合性抗原。その組み合わせは数万とおりあると言われる。

(60) 「中国人」という概念は人類学的には存在しない。歴史的に中原《ちゅうげん》地域を実効支配してきた歴代王朝の半数以上は、匈奴系・鮮卑系・蒙古系・満州系といった「漢民族」以外の民族によって建てられているが、本書では、便宜上「中国人」と言った時には、人類学的な「漢民族（シナ人）」のことを表すことにする。

(61) 現在、台湾原住諸民

南はニュージーランドの原住民マオリ族と近縁な部族や、東は遙か太平洋の東端南米チリ沖のイースター島の原住民と近縁な部族があったりと、あの小さな台湾島から、地球上の三分の二の面積に相当する地域に拡散していったと考えると不思議である。文化人類学的には褌や刺青という風習を日本人と共有している。これまで、あまり主張されたことがなかったが、ひょっとしてこの台湾原住民の長老が言った「SARSウイルスは漢民族に特有の遺伝子（塩基配列）を選択的に好む」性質があるのかもしれない。

族は、サイシャット族・タイヤル族・アミ族など十六部族が中華民国政府から「原住民」として公認されている。因みに、現在の日本では、英語の「aboriginal」の訳語である「原住民」という言葉が差別用語として認識されているので、マスコミは「先住民」と言い換えているが、中国語の「先住民」は「すでに滅んでしまった民族」という意味になる。

お城マニアの台湾人医師によって危うくパンデミックに

　さて、この「日本人には感染しにくい」と思われるSARSが本当に日本人に感染しにくいのか？　それとも、偶然、日本人の発症者がいなかっただけなのかを分けるポイントは、前々節の説「中国人不衛生説」を採るか、前節の説「中国人特有の塩基配列説」を採るかのどちらかによってまったく結論が異なるのであるが、実は二〇〇三年の五月にひょっとすると、日本の関西地方でＳＡＲＳが爆発的に流行していたかもしれない「事件」があった。幸運が重なって、日本にＳＡＲＳが入らなかったのであるが、もし、感染者が出ていたら、先の質問への答えも自ずと判明していたであろう。

というのも、二〇〇三年のゴールデンウイークに以下のような「事件」が関西であったからである。その「事件」とは、台湾でも爆発的に流行したＳＡＲＳ患者の治療に従事し、そのプロセスで自らもＳＡＲＳに感染（もちろん、その後、治癒）していた台湾人医師が、なんとその直後に関西地方一周旅行を行っていたのである。四大メガバンクへの再編にあたって、唯一関西に拠点の残った大手都市銀行のりそな銀行に対して、金融再生プログラムの「竹中プラン」によって、強制的に二兆円という巨額の公的資金が注入されるという「りそなショック」と本件が重なり、大阪をはじめ関西地域にとっては、踏んだり蹴ったりの五月となった。その前の年に相次いだ不祥事で激減した入場者数が、この年のゴールデンウイークに入って、劇的な回復基調を見せて喜んでいた大型テーマパークのＵＳＪ（ユニバーサル・スタジオ・ジャパン）も、今回の「台湾人医師が遊びに来ていた」ということで復活の出鼻を挫かれる結果になったし、何よりも、台湾人の一行が宿泊したホテルをはじめ関西各地の観光施設に、いわゆる風評被害[62]で相当数のキャンセルが発生した。

件《くだん》の台湾人医師の経路をたどってみると、いろんな意味で興味深い。まず、関西国際空港から入国し、二泊した大阪ではＵＳＪに大阪城。京都府では嵐山からトロッコ列車に乗って亀岡経由で丹後の天橋立を訪れて一泊。その後、但馬の出石町――ここにも城がある――から兵庫県下に入り、ユネスコ『世界遺産』の姫路城を見学し、フェリーで小豆島へ渡り――この地でも大坂築城の際の採石場跡を見学しており、この台湾人医師は相当の「城マニア」と思われる――さらに、四国は香川県を通り、鳴門大橋を渡って淡路島の洲本――ここにも城がある――に一泊し、明石海峡大橋を渡って大阪に戻る、まさに「お城巡り関西一周コース[63]」を満喫して台湾へ帰国したのだ。

これだけ日本中から観光客の集まる施設をあちこち周遊し、よくも日本人にＳＡＲＳがうつらなかったことだ。しかし、よく考えてみてほしい。彼は一般人ではなく医師なのである。いくら、ずっと以前から楽しみにして予定

(62) 実は、この「事件」が発生したとき、台北駐大阪経済文化弁事処（日本とは国交のない中華民国の駐大阪総領事館に相当）の広報課長として、台湾人医師が訪れた各自治体にお詫び行脚した李世丙氏が、二〇一八年十一月十五日付で台北駐大阪経済文化弁事処長（総領事に相当）として大阪に着任したので、当時の経緯を直接伺う好機を得た。

(63) 関西の観光地といえば、誰でも京都・奈良の神社仏閣を連想するが、大量の中国人によるインバウンドブームが始まる十年以上も前に、京都や奈良以外に

を入れていた休暇であったとしても、自分は医療従事者なのである。その医療従事者たる自分が、大量の「未知の感染症」患者に対応し、あまつさえ自らも感染し、いくら典型的な症状が治まったからといって、「未知の感染症」ゆえ当時はまだ、その後、どのような症状が発現するか判っていない病気(64)にも関わらず、海外まで行って各地を観光して回るのは医療従事者の見識に欠けるを通り越して「非常識」の誹《そし》りを免れないであろう。

逆を言えば、医療従事者にしてこの程度の認識しか持っていないのが、現代世界の実情である。一日に何万機という飛行機が世界中の都市を結んで飛んでおり、何百万人という人が何千キロも離れた場所へと移動を繰り返している現代社会で、この台湾人医師の不注意な行為は、新型の感染症のパンデミックに対処するのがいかに困難な作業であるかの査証である。その後、日本や台湾の国際空港には、入国時の検疫バリアで赤外線による遠隔体温測定カメラで、入国者ひとり一人をチェックするシステムが導入されたが、近い将来、必ずパンデミックが起こると推測される新型インフルエンザ発生時にも「他山の石」とすべき事案である。

も見どころがたくさんあることをこの台湾人医師は証明した。

(64) 感染症の中には、ヘルペスや結核のように、対処療法によっていったん症状は完治したように見えても、その後、何十年間にもわたって、ウイルスや菌が休眠状態のままその人の体内で生き続け、何かの拍子に再活性化する感染症は多々ある。

丈夫でないとスーパー・スプレッダーになれない

　厚生労働省をはじめ、わが国のSARS対策関係者はそれまで、SARS流行地域である中国から戻って来た日本人留学生や、中国に現地生産工場を置く企業関係者等からSARS感染が拡大することを想定して、中国から帰国した日本人には、「帰国後十日間（SARSの潜伏期間）はなるべく自宅でおとなしく暮らして、それでもし発病しなかったら、社会活動に復帰してもよい」というような指導——こんな指導、誰が守るとでも思っているのであろうか——を行なってきたが、こともあろうに、WHOが指定した「SARS流行地域」内に住む医療従事者が、この時期に、まさか個人的な観光目的で関西各地を数日間のあいだにこれだけ歩き回り、SARSの原因といわれる新型コロナウイルスを撒き散らす——このことで誰かが発病する、しないかは判らないが、彼の呼吸によって少なからずウイルスがばら撒かれたことには違いない——結果になろうとは、行政当局も想定してなかったものと思われる。

香港・中国本土・台湾など、新型肺炎SARSが爆発的に流行した地域では、その原因について語る時に欠かせないキーワードとして「スーパー・スプレッダー（超バラマキ屋）」[65]という概念が着目され、事実、何人かの該当者（例えば、最初に香港から北京へSARS流行をもたらせたとされる七十二歳の男性など）の存在がつきとめられている。彼（女）らは、その並外れた生活行動範囲の大きさによって、各地でSARSの病原体とされる新型コロナウイルスを撒き散らし、たまたまその場に居合わせた数十人単位――WHOの定義によると、十名以上に感染させた人をスーパー・スプレッダーと呼んでいる――の死者・感染者を創り出す原因ともなったと言われている。

しかも、ある人がスーパー・スプレッダーになるためには、その人が行動範囲の広い人であるだけでは不十分で、そこそこ健康な人でなければだめである。なぜなら、もし、その人が本当に病弱であったら、SARSのような強力な伝染病に感染したら即、発病して、重症に陥ったり、死んでしまったりするので、院内感染の原因になる以外に他人にウイルスをばら撒く暇もな

(65)「super spreader」という英語の訳語として、中国本土では「毒王」、台湾では「超級伝染者」という言葉が新たに創られた。

いからである。強力な病原菌やウイルスを保持した状態で、普通の人なら参ってしまうような状態でも、なおかつ見た目は健康（＝健康保菌者）で各地をウロウロとすることが、スーパー・スプレッダーの必須条件である。

「腸チフス・メアリー」って誰？

筆者が今回の「スーパー・スプレッダー」という言葉を聞いて、真っ先に思い出したのは、二十世紀初頭、ニューヨークの街を恐怖のどん底に陥れた「腸チフス・メアリー（Typhoid Mary）」のエピソードである。「腸チフス・メアリー」と呼ばれた女性メアリー・マローン（Mary Mallon）は、当時、相次いでニューヨークで流行した何回かの腸チフス[66]の感染経路を疫学的に辿っていくと、最終的には、必ずひとりの女性メアリー・マローンへ行き着いたそうである。アイルランド系移民であったメアリーは、十代の頃からマンハッタン近郊の住宅地ロングアイランドのとある金持ちの邸宅で住み込みの

（66）サルモネラ菌の一種である腸チフス菌に飲み水や食物を通して感染すると、一、二週間の潜伏状態の後、頭痛・発熱・関節痛・鼻血等の症状が見られ、その後、三、四日すると四〇℃前後の高熱が出て、下痢または便秘を起こす。この状態が一、二週間続くので、体力を極度に消耗し、中には意識障害を起こす者もある。

メイドとして食事の準備をしたり、家人の世話をしていたが、その家に来る客や主人の娘が次々と腸チフスを発病した。このような「事件」が何回か続いた後、ついに彼女が「犯人（感染源）」だと判明し、「腸チフス・メアリー」という屈辱的なあだ名さえ付いた。ところが、当時は「健康保菌者」という概念がまだ確立されていなかったために、こともあろうに、その後、彼女が飲食業に従事した結果、またまた多くの人に腸チフスを感染させることになったのである。

もちろん、メアリー自身には何の罪もない。彼女は特異な体質であり、いわゆる「健康保菌者（無症候キャリア）」と呼ばれる体質を有していた。彼女自身が自分自身がそういう特異体質であるということを知ってから後も、その事実を隠して偽名まで用いて——同じ白人でも、カトリック教徒であるアイルランド系移民は、プロテスタント国であったアメリカでは社会的に差別を受けていたので、アイルランド系移民でも働ける比較的給与の高い——飲食業に就いたことは、社会倫理的には許されざる行為であることには違いないが……。彼女自身の体は腸チフスを引き起こす原因である腸チフス菌

(salmonella typhi)に対する耐性を持っており、たとえ彼女がこの菌に感染していても、腸チフスの病状である発熱を伴う症状が現れないのである。しかし、彼女の体内で腸チフスの病状は生き続け[67]、そして結果的には、彼女が接触する人々に次々と腸チフス菌をばら撒いていったのである。

最終的には、彼女は二十六年間の長きにわたって、ある小島に隔離幽閉されるという悲惨な人生を送るのであるが、「腸チフス・メアリー（Typhoid Mary）」という言葉は、日本でも上映された米国のマーベルコミックの社会派ヒーローの一人『デアデビル（Daredevil）』という作品においても、そのコミック本の第四十四話に「悪役」キャラクターとして登場しているくらいである。「腸チフス・メアリー」のエピソードは、アメリカで調理師資格や食品衛生に関する教育を受けた人なら必ず習う話である。であるからして、二〇〇三年のSARS騒動の陰にも、必ず「腸チフス・メアリー」のような特異体質をもったスーパー・スプレッダーが何人かいたはずである。

[67] 彼女の死後の病理解剖によって、腸チフス菌が胆嚢の内部だけに定着し、生涯にわたって胆汁に混ざって腸管に排出され続けていたことが判明した。通常は、口から消化管に入ったチフス菌は、腸管膜リンパ節に侵入し、マクロファージの細胞内で分解を免れたまま増殖し、このマクロファージがリンパ管から血液に混ざることで全身に蔓延する。

142

使徒ペテロこそ最大のスーパー・スプレッダー

そもそも、病原菌だけでなく、なんらかの情報が人を媒介として伝達される時には、十人いれば十人とも同じ量（質や速度も）で伝達されるわけではないことは言うまでもない。宗教の世界では、例えば、パレスチナ地方の一民族宗教に過ぎなかったキリスト教を、当時の「世界の中心」であったローマ市およびその帝国の各地に伝道し、現在の世界最大の宗教の地位を築き上げたのは、キリスト教の「教祖」であるナザレのイエスではなく、弟子（十二使徒）の一人であったシモン・ペテロである。ペテロは、交通手段の発達していなかった当時、自らの脚でローマ帝国の各地を伝道して廻り、後の「キリスト教世界」の基礎を構築した。

当時、ローマ帝国では、ネロ帝の大迫害に見られるように、キリスト教という新興宗教は、社会不安を惹起せしめる怪しげなカルト宗教(68)としてみなされており、当然のことながら禁教となっていたが、ペテロやパウロたちが

(68) 法然も親鸞も日蓮もみな生前中は、時の権力＝鎌倉幕府からはカルト扱いされていたように、たいていの新しい宗教運動は、成立当初は、政治体制だけでなく宗教勢力も含んだ既成秩序の側からは「公序良俗を乱す危険な集団」とみなされるものである。

ローマ帝国各地を伝道して廻わり、大いにその教勢を伸ばした。ペテロ自身は、最終的にはローマで磔《はりつけ》の刑に処せられる訳であるが、「神の子（キリスト）」であるイエス様がエルサレムで磔刑にされたのと、「ただの人」である自分が同じ磔刑では、「神の子に畏れ多い」ということで、自ら進んでもっと辛い「逆さ磔刑」を希望したと言われる。このことによって、ペテロは「地上におけるイエスの代理者という権威――その延長がローマ教皇であるという解釈になっている――」を得て、使徒の頭《かしら》、聖ペテロとなったのである。

ペテロは、イエスの預言(69)に従って、ペテロの名前を取った教会が殉教者ペテロの墓の上に建てられた。これがローマ・カトリック教会の総本山であるバチカンのサン・ピエトロ（聖ペテロ）大聖堂である。ペテロは、イエスの弟子になる前は、シモンと呼ばれ、弟のアンデレと共にガリラヤ湖で漁師をしていたが、ある日、偶然イエスと出遭い、「私についてきなさい。人間をとる漁師にしてやろう」（『マルコによる福音書』第一章十六節）と言われ、その場で手にしていた魚がたくさん入った網を捨てて、イエスに付き従った――見

(69) イエスの弟子たちの中で、当時シモンと呼ばれていたペテロは、真っ先に、イエスをキリスト（救世主）と告白した功により、第一使徒となり、以後「ペテロ（岩）」と呼ばれるようになった。

方を変えれば、完全なマインドコントロールである——という傑物である。

そして、最初にイエスをキリストと告白したことによって十二人の弟子の筆頭となり、イエスから「ペテロ、汝は岩である。私は汝の上に教会を建てるであろう（『マタイによる福音書』第十六章第十八節）」という預言を受けることになる。「石油という言葉があるが、皆さんは、この名称を不思議に思ったことはないだろうか？　原油はどう見ても黒くてドロドロした液体であって決して「固体の石」ではないのに、「石の油」と書くが、日本語では意味が不明である。しかし、石油の英語はpetroleumである。これは、ギリシャ語のペテロ（岩）が語源であるからである。これなら納得である。新約聖書は、「コイネー」と呼ばれる当時の地中海沿岸地帯の共通語であった簡略化されたギリシャ語で書かれていたので、シモン（Simon）という野暮ったいパレスチナ風の名前から、ペテロ（Peter）という響きのよいギリシャ風の名前に変えられたのであろう。ともかく、イエスの預言どおり、彼の墓の上に教会が建てられ、それが現在のバチカン（カトリックの総本山）のサン・ピエトロ（聖ペテロのイタリア語表記）になったのである。その意味でも、ペテロ抜きにはキリスト教の拡散はなかったと言えよう。

ザビエルも蓮如もスーパー・スプレッダー

使徒ペテロから約千五百年の時を経て、フランシスコ・ザビエルという人物が歴史の舞台に登場した。彼は、それまでヨーロッパおよび地中海周辺の宗教にすぎなかったキリスト教を、広くアジアの東端にまで伝道した。欧州をはるか離れたユーラシア大陸の極東に位置する日本にも、一五四九年、とうとうキリスト教が伝わったのである。当時、戦国時代の最盛期であった日本は、キリスト教の伝来と相前後して西洋から伝わった鉄砲という新しい武器によって、時代は急速に鉄砲を実践兵器として最初に大量導入した織田信長による天下統一へ収斂されていったのである。この信長による天下統一事業によって、中世以来、それまで各地で独自の勢力を誇っていた戦国大名たちが次々と淘汰されていった。そんな中で、最後まで軍事的に抵抗し得たのは、意外にも一向宗（浄土真宗）という宗教勢力であった。言い換えれば、本願寺教団（浄土真宗）は、どの大名よりも強力な抵抗勢力として信長の天下統一事業を妨げ得るだけの大きな政治軍事集団となっていたという訳である。

この本願寺教団の基礎を築いたのは、十五世紀末の人、蓮如であった。「宗祖」親鸞から数えて八代目の蓮如は、弱小教団の指導者として各地を転々としていたが、あの時代としては驚異的ともいえる八十五歳まで長生きし、生涯に五人の妻と二十七人もの子供をもうけたのである。蓮如は、子供たちを諸国に遣わし、親鸞聖人の血脈《けちみゃく》を拡げ、それまでは、同じ真宗教団といっても、親鸞の「弟子筋」だった仏光寺派や高田派のほうが「本家筋」の本願寺よりもはるかに繁栄していたが、蓮如一代でこれらを凌駕する日本一の仏教宗派である現在の本願寺教団の礎を築いたのである。ペテロもザビエルも蓮如も、その健脚ぶりに加えて、実に多くの手紙[70]を現在に残している。彼らが、文書による「メディア布教」ということを考えていたことは明らかである。これらのいわば「宗教界のスーパー・スプレッダー」と呼ばれる人の存在なしには、たとえ、いかに優れた「教祖」がいたとしても、その宗教

（70）ペテロの手紙は新約聖書に収録されており、ザビエルのバチカンへの報告書簡と蓮如の御文《おふみ》書も広く読むことができる。

の急激な拡大は考えられず、カトリック教会も真宗教団も、ひょっとしたら地域限定的な民族的な信仰集団に留まっていたかもしれない。彼らは、いわば、宗教の健康保菌者だったのである。

梅毒は二十年で世界を一周した

ちなみに、十六世紀の初頭に、キリスト教と鉄砲に先駆けて日本に伝わったものがある。それは梅毒(Syphilis)である。スペインのイザベル女王の支援を受けたイタリア人の探検家クリストファー・コロンブスがサンタマリア号に乗って一四九二年に「新大陸」と呼ばれた西インド諸島(現在のカリブ海諸国)に到達し、その後、現在まで続く五百年間におよぶ白人による世界支配の基礎を作った大航海は、同時に、西インド諸島の風土病のひとつであった梅毒を、この疫病に対して何の免疫もないヨーロッパ世界に持ち帰る(71)ということになった。それが、わずか二十年という短い年月しか経過していない

(71) 梅毒の起源については諸学説があるが、いずれにしても十五世紀末に突如としてヨーロッパの歴史に登場することから、コロンブスによる伝搬説が有力である。

一五一二年（永正九年）に、日本で初めての梅毒患者が記録されている。帆船による移動が主たる交通手段であり、しかも、同じ空間に居るだけで簡単に空気感染するインフルエンザと違って、異民族である停泊先の人々と性交渉を行わないと感染しないこの病気が、地球を一周してこれだけの速度で日本まで伝播したことは驚異的でもある。

日本では、婚外の性交渉に関する宗教上の戒律がほとんどなかった上に、国内が平和になった江戸時代の大都市では、将軍から庶民に至るまで、実に多くの日本人が梅毒に罹っていたのである。当然のことながら、濃厚接触によって感染するまったく新たに出現した病原菌である梅毒菌（螺旋状のスピロヘータ細菌の一種、梅毒トレポネーマ）に対して、日本人は一人も免疫耐性を持っていなかったので、瞬く間に多くの日本人がいのちを失ったが、現在の日本人はみなその当時の日本人の子孫であるので、初期的な意味でこの疾病に対する耐性を有しており、たとえ現在、梅毒に感染したとしても、直ちにいのちを落とすというところまではいかない。

また、コロンブスに始まるヨーロッパ人による新大陸侵略の歴史――スペイン人ピサロによるインカ帝国の滅亡が有名――は、先住民であるインディオたちの金銀財宝を奪い奴隷化するために、軍事力（武器の差）によってこれを滅ぼしたように歴史の教科書では教えられているが[72]、実際に、アメリカ先住民たちがそのいのちを失う最大の原因となったのは、それまで新大陸にはなかった疱瘡（天然痘 smallpox）をはじめとする空気感染する各種の伝染病であったことは、案外知られていない。これらの病原菌にまったく免疫のなかった人たちの間で瞬く間に拡がり、結果的にインディオたち先住民の勇者は、侵略者であるヨーロッパ人の兵隊と戦わずして敗れ去る結果となったのである。十八世紀の中頃、北米で起こったこの戦争では、イギリス軍によって天然痘患者が使用していた毛布をインディアンたちに贈答するという方法によって、人類最初の「生物兵器」として伝染病が意図的に利用されたという話はすでにご紹介したとおりである。このように、人類の歴史と感染症の拡大は、スーパー・スプレッダーの活躍という宗教の伝搬様式とも相まって、ごく一部の超人的な人によって急激に拡散するという、極めて類似した相関関係を有しているのである。

（72）歴史教科書はみな、その教科書が執筆された当時の社会的価値感によって過去の出来事を評価しようとしているので、内容をそのまま鵜呑みにしてはいけないことは言うまでもない。

第七章　峠と辻：岐路に坐す神々

国際公用文字としてのアルファベットと漢字

漢字とは、言うまでもなく、過去二千年間以上の長きにわたって、東アジア地域各国において共通に用いられてきた公用文書用の文字である。ちょうどヨーロッパ大陸において、たとえ一時期でも西ローマ帝国の支配が及んだ地域においては、言語がそれぞれかなり異なっているにもかかわらず、それを表記する文字としては、ラテン語のアルファアベット（ローマ字）が用いられているのと同じことである。因みに、ビザンツ帝国（東ローマ帝国）の支配地域においては、ラテン語以前の地中海世界の公用語であったギリシャ語のアルファベットが用いられた。

そもそも、「アルファベット」という名称自体、ギリシャ文字列の最初の二つ、すなわち$\alpha+\beta$のことである。ビザンチンの文化と宗教（ギリシャ正教会）を継いだスラブ民族各国においては、ロシア語をはじめ、ギリシャ文字を元にして創られたキリル文字のアルファベットが使われている。また、宗教に関しても、これらの地域では、ウクライナ正教会やセルビア正教会といったように、ギリシャ正教会の傍流である民族毎の正教会が優勢である。

東アジア地域においては、「漢字」を発明した中国人(73)はもとより、朝鮮半島、日本列島、越南（ベトナム）、西蔵（チベット）、蒙古（モンゴル）あたりまでは、外交文書や法令などの公式の文字としては、長い間漢字が使われていた。もちろん、文法的には全く言語体系の異なるそれぞれの国において、それぞれの言語を表記するのに、独自の工夫がなされたことは言うまでもない。それらの中で、最も早く独自の表語法を確立したのが、日本語を表すために、漢字の音や一部の形象を借りて作られた「仮名《かな》」である。

いうまでもなく、仮名には、漢字の音だけをそのまま利用する万葉仮名と、主に仏教経典の読み下しに用いた記号（漢字の形象の一部を利用）から派生したカタカナと、主に女性が私的な目的（書簡や日記）で用いた崩し文字（草書体）から派生したひらがながある。日本語における仮名の成立から遅れること七百年も経って、朝鮮半島においては、李王朝第四代の世宗《セジョン》王の時代（一四四六年）に、子音と母音を組み合わせて用いるローマ字的発想の「訓民正音」

(73) 前章でも述べたように、「中国人」という概念規定自体、いろいろと問題があるが、一応、本書においては、伝統的な定義に基づいて、「漢語」を母語にしている漢民族のことを指す。

すなわち「ハングル（韓語）」が作り出された。ベトナムにおいては、フランス人による植民地支配を容易にするため、「クォックグー（国語）[74]」における漢字表記が廃止されたのは、二十世紀の中頃になってからのことであるからして、日本における仮名の成立と普及が群を抜いて早いということが判る。

(74) ベトナム語の辞書に掲載されている言葉の七〇パーセントは漢語由来語である。

「国字」とはなんぞや

このように、日本人は日本語の独特の感性を表現するために、早くから仮名という文字を発明し、なおかつこれを漢字と混ぜこぜにして自在に使いこなしてきたが、ことはそれだけに留まらなかった。われわれが日頃「漢字」と思って使っている漢字の中に、実は、漢字でない漢字がたくさん含まれているからである。専門用語でいえば、「国字（和製の漢字）」と呼ばれるものである。国字といわれてすぐ思いつく字は、「山扁に上下」と書く「峠」や、「十にシンニョウ」を書く「辻」、「人扁に動」という字と書く「働」、「火扁に田」と書く「畑」などの字である。他にも、国字といえば、よく寿司屋の湯飲みに書かれている魚扁の付いたかなりこじつけめいた一連の漢字がある。たとえば、鮭《さけ》、鰯《いわし》、鰤《ぶり》、鱈《たら》、鰹《かつお》などの字である。これらは、明らかに後から日本で作られた漢字であるが、そもそも大陸の中国と島国の日本とでは獲れる魚が違うし、種類も日本のほうが圧倒的に多いので、日本人が日本周辺で獲れる魚に、独特のセンスをもってこれらの字を当て填めていったとしても不思議ではない。

同様の理由で、唐土にはない植物として、栂《つが》、栃《とち》、椛《もみじ》、椙《すぎ》、榊《さかき》、樫《かし》などの国字が作られた。これらも、寿司屋の湯飲みほど有名でないが、いたしかたないことである。他にも、中国と日本とでは、服飾文化(75)が異なるので、着物に関する独自の文字として、「衣扁に上下」と書く「裃《かみしも》」や「衣扁に行」と書いて「裄《ゆき》」、あるいは「衣扁に挙げる」と書く「襷《たすき》」という国字が作られた。他にも、案外知られていないが、膵臓の「膵《すい》」という字や、前立腺の「腺《せん》」あるいは「膣《ちつ》」など医学用語に関する漢字も日本で作られた。しかし、これらの国字の多くは、唐土とは別に日本に固有に存在した魚や植物の名前、

(75) 日本語の「きもの」を意味する「呉服」は、かつて魏蜀呉三国時代の呉という国の服装の影響を受けて成立したと言われている。

あるいは、アジアで最も速く近代化した日本が、西洋医学の用語を表現するために作られた字であるので、わざわざこれらの文字を創作したことはやむをえないことであると思うが、先に述べた「峠」や「辻」といった空間上の特定の位置は、もちろん古代の中国はおろか世界中どこにでもあったはずであり、それに該当する表現もされたであろうにもかかわらず、われわれ日本人の先祖は、もともと中国にあった漢字の意味だけでは満足できず、わざわざこの国において和製漢字を作ったことには、その「特定の空間」にそれだけの特別な意味があったと考えるほうが自然である。そこで、今回は、国字の中の「峠」と「辻」について考察してみたい。

黄泉津比良坂《よもつひらさか》という境

前述したように、「峠」は、後から日本で造られた漢字（国字）である。それでは、この国の古代の人々は、「峠」という国字が成立する以前には、「峠」

のことを何と表記していたのであろうか？　結論からいうと、文字どおりのピークあるいは分水嶺のような場所を意味する「峠」のことは「坂《さか》」と表現していた。『古事記』においても、多くの「坂」が登場する。中でも一番有名な話は、伊弉諾尊《イザナギ》が黄泉国《よみのくに》から戻る――これを「黄泉帰り＝蘇り」という――時に通ったという「黄泉津比良坂《よもつひらさか》」という「坂」であろう。

ほとんどの読者の皆様は、古事記に収録された天気開闢《かいびゃく》神話のエピソードをご存知であろうが、一応簡単に紹介すると、地理的な概念としての日本列島を産み出した伊弉諾尊と伊弉冉尊《イザナミ》の夫婦神は、生殖行為によって数々の神々を生み出した際、イザナミが火具土神《カグツチ》（＝火の神）を生んだ時に、こともあろうか、その燃えさかる炎によって陰《ほと》（女陰）を火傷し、それが原因でイザナミは落命してしまった。(76)「もう最愛の妻と交わることができなくなった」と逆上した夫イザナギは、わが子カグツチを斬り殺し、死んでしまった妻イザナミを求めて黄泉国まで追いかけていく。

イザナギは、黄泉国で簡単に妻イザナミと再会できるのであるが、既に、黄泉国の穢れた食べ物を口にしてしまったイザナミは、もはやこの世の人で

(76) 古事記には、女陰に火傷を負って落命するこの話以外にも、女陰に箸を刺して自殺する話もあり、かなり猟奇的要素がある。

はなくなっている。しかも、単なる黄泉国の新参者の住人としてではなく、いつのまにか黄泉国の女王になってしまっている。これは「黄泉国の食べ物を口にした」という表現で、実は黄泉国の支配者と目合《まぐわ》ってしまったということを暗示している。しかも、イザナギは「決して、その姿を見てはいけない」という彼女との約束を破って、好奇心から薄暗い館の中で明かりを点けて、彼女の本当の姿を覗き見てしまう。あろうことか彼女は、体中に蛆虫《うじむし》が湧いた非常に醜い姿をしており、恥をかかされたイザナミは激怒して、かつての夫イザナギを追いかけるのである。

　事態の思わぬ展開に恐れをなしたイザナギは、這々《ほうほう》の体《てい》で黄泉国から逃げ帰ってくるのであるが、追い着かれそうになるごとに、いろんな術を用いて逃れる。なかでも、この世とあの世の境目にある「黄泉津比良坂」まで来た時に、持っていた霊力のある桃の種を投げつけると、そこからたちまちにして桃の木が生えて、実が結び、貪欲なイザナミがその実を食べている間に、この世の側に戻り、岐《くなど》（来《く》な戸）の神の大きな岩で黄泉津比良坂に蓋をしてしまう。そのことによって、それ以来、この世（顕界）とあの世（幽界）は自由に行き来できなくなるのである。逆説的な言い方になるが、ということは、それ以前は、顕幽を自由に行き来できたということである。

「桃に霊力がある」というプロットは、西王母や孫悟空の説話にも登場するように、明らかに中国から伝わった伝承で、後に、桃から生まれた桃太郎の話にも引き継がれている。そして、封印されて自由に行き来できなくなった黄泉津比良坂を境界線にして、イザナミはイザナギに対し、「貴方の国の民（日本人）を一日に千人絞め殺してやる」と凄むのである。すると、イザナギは「ならば私は、一日に千五百の産屋を建てよう」と応答するのである。それ以来、日本では、毎日千五百人の赤ちゃんが生まれ、千人が死んでいくことになった。その結果、この国がだんだん栄えて行ったということになっている。この話は、ギリシャ神話のオルフェウスが亡くした妻エウリュディケーの冥府からの奪還に失敗する話と類似性がある。古事記の世界では、まさに「坂」とは「境」のことであった。

「峠」とは、別世界の入口である

もちろん、古事記が著わされた時代には、国字の「峠」という字がまだなかったので、とりあえず「坂」という漢字を使っているが、この「坂」の意味は「明らかに二つの領域を分ける境界地点」の意味であり、われわれは、「坂」という漢字の表面的な意味に引きずられて、これを「単なる斜面(slope)」のように思ってはいけない。実は、この坂は境目の「さか」を意味するのである。しかも、坂に付いている接頭辞の比良の意味は、「平ら(flat)な」という意味ではなくて、坂を強調する働きをしている同義語である可能性が高い。古い琉球語では、「坂」のことを「ひら」と呼んでいるそうだ。本土の大和語と琉球語が分離したのは四、五世紀のことと思われるから、八世紀に成立した古事記が、当時、既に古い記憶となりつつあった「ひら(＝坂)」という言葉を、「黄泉津比良坂」という地名として残している点が興味深い。古事記においては、黄泉津比良坂は出雲国(具体的な地理的空間)にあった。「岩で蓋ができた」ということから、坂や峠というよりは、洞窟のようなところと思われる。これはまさに、古墳の羨道《せんどう》あるいは、現在でも沖縄で見られる、妊婦を仰向けに寝かせた形状の亀甲墓(77)と同じように、この世とあの世との文字どおり境を示しているのではなかろうか。

先住民であった熊襲や蝦夷を平定するために倭健命《ヤマトタケル》が日本国内各地を転戦(78)した物語でも、やたら「峠（坂）」が登場する。たとえば、ヤマトタケルが東国を平定して大和へ帰る途中、蝦夷の支配地域であった足柄（現在の栃木県）の坂元で食事を摂っている時に、その坂の神が白い鹿に姿を変えて現れたのをヤマトタケルが撃ち殺した話であるとか、東山道を上って甲斐国を越え、信濃国まで戻って来た時も、科野《しなの》の境の神々（つまり、その地域の支配者）を平定していった話が出てくる。ヤマトタケルがひとつ峠を越えようとする度に、必ずといっていいほど、彼の進むのを妨げようとする抵抗勢力が登場し、そこで戦うという話が出てくるのである。つまり、坂（峠）というのは、ある特定の支配勢力と他の支配勢力の境界線という意味である。

他にも、古代から記録に残っている坂として、大和国と河内国の境にある

(77) 英語でも、墓＝tombと子宮＝wombは共通の語源を持つ「新たな世界への出口」である。

(78) というより、ヤマトタケルが侵攻した地域が日本になった。それ故、ヤマトタケルは「日本武尊」とも表記する。

大坂峠――現在では、応神天皇の古事に則り「穴虫峠」と呼ばれる――が有名であり、大和側から見れば、この坂を越えることによって、河内（大阪）平野に入るわけであり、大坂という地名の最も古い出典は、この古事記中ツ巻『応神天皇』の項目に見られる大坂である。他にも、山城国と近江国の境目にある逢坂《あふさか》が有名であり、こちらは古事記の中ツ巻『仲哀天皇』の項に出典している。その後、十九世紀に至るまで、都から東海道や東山道を下る時に、ここで人々が別れを惜しみ、また、出迎えた場所として、和歌にもしばしば詠まれたので皆さんご存知であろう。他にも、日本の古典には、多くの坂や峠が登場し、それぞれの場所に、それぞれの神々が坐《いま》すのである。つまり、峠とは「ある勢力が支配する世界と別の勢力が支配する世界の境界線」であり、そこを「無事、通過するためには、一定の通過儀礼が必要」とされるのであり、それが古代においては「神を祀ること」であったのである。

「辻」に坐す導きの神、猿田彦

これまで、峠(の神)について長々と述べてきたので、「辻」についても簡単に触れておきたい。結論から言うと、「辻」にも神がいる。古今東西を問わず、二本の道路が交差する場所は必然的に十字路が形成される。いわば、いろんな意味で岐路(分かれ道)である。日本における最もメジャーな「辻の神」は猿田彦《サルタヒコ》である。典型的な国津神である猿田彦は境界領域に居り、「導きの神」として、現在も広く信仰されている。手塚治虫のライフワークでもあった『火の鳥』(79)という太古から未来までを貫く一大叙事詩があるが、そのどの作品にも必ず登場する鼻の大きな人物がサルタヒコである。

猿田彦を祀る神社といえば、伊勢国一の宮である椿大神社《つばきおおかみやしろ》が有名である。二〇〇二年に逝去した椿大神社の第九十六代神世相伝神主の山本行隆師には、随分と可愛がっていただいた。鈴鹿山麓に鎮座する椿大神社の境内には「猿田彦の墓」と伝えられる古墳もあり、二千年の歴史を有する「国津神」猿田

(79)一九五四年発表の『黎明編』から始まって、死の直前の一九八八年の『太陽編』まで三十数年にわたって表された一連の作品群。遠い過去から遥か未来まで、いろんな時代の物語が展開される。どの作品も、必ず永遠のいちのを持つという「火の鳥」が共通して描かれているが、火の鳥はそこで展開される人間の葛藤を見守るだけで、積極的なアクションは起こさない。

彦にまつわる伝統が保存されており、また、現在でも全国ネットで篤い信仰が保たれている。猿田彦の子孫の中で歴史上最も有名な人物としては、修験道の開祖「行満大明神」として知られる役行者こと役小角《えんのおずぬ》がいる。

サルタヒコはまた、天照大神《アマテラスオオミカミ》が伊勢国に鎮座する際に、先住民の首領であった彼は、国津神として天照大神を伊勢の神宮へと導いたともされており、この至高神との関係の構造は、ギリシャ神話におけるゼウスとディオニソスの関係とも類似性がある。サルタヒコ以外にも、道の分岐点（辻）や、村々の入口には、岐《くなど》の神としての道祖神や地蔵菩薩が祀られ、この国における辻（＝分岐点＝分水嶺＝峠）に対する信仰がただならぬものであることが容易に想像しうる。

このように、峠の神や辻の神というものを強く意識した日本人にとって――もちろん、中国にも地理的形状としての峠も辻もあったのであるが、どういう訳か、この地理的概念をピッタリ表現する漢字がなかったので――この日本において、ことさら峠や辻という空間上の特殊な座標点を指す漢字（国字）が作られたことには、日本人の峠や辻というもののもつ霊性に対するただならぬ信仰があったからだと容易に想像できる。

第八章　玄関扉にみる日本文化論

公私の区別は足許ですする日本人

明治維新以来、既に百五十年が経過し、この国における欧化は、あらゆる分野で浸透しているように見える。あるいは太平洋戦争の敗戦後急激に拡大した米化も、すでに七十年以上に及び、この国のあらゆる面において欧米化が進んだように見える。街を行き交う人々で和服姿――着物・帯・下駄・草履といったようなものをひっくるめてという意味で――の人を見かけることは、何かのイベント（成人式や卒業式等）でもない限り、ほとんどなくなった。日本人のほとんど一〇〇パーセントが、洋服に靴姿である。僧衣姿で車を運転したお坊さんが反則切符を切られたという話も聞いた。そもそも、洋服という言葉が死語になっているくらい、単に「服」といえば、和服ではなく洋服を指すようにすらなっている。服装の問題はそれほど重要なテーマたり得るのであるか、本章では、服装の中でも特に履きものの着脱に焦点を当てて、日本の文化について、考えてみたい。

明治以来、公的な場所は全て土足（靴を履いたままで入場するという意味）になった。役所、会社、学校、駅、劇場、ホテル……これらの施設は全て、明治時代から土足である。現在では、会社をはじめ不特定多数の人が集まる場所で、土足でない場所を探すことのほうが難しいくらい、靴を履いた社会生活というのが日本人の日常生活に浸透している。これほどの短期間に、生活の様式をすっかりと欧米化させた国というのは少ないであろう。そういう意味でも、お寺の本堂は特別な存在である。もちろん、現在では、どの国に行っても、自動車もあればテレビもある。街ゆく人々の手には、スマホがしっかりと握られている。しかし、アラブ圏やインド圏の人々の姿を思い起こして欲しい。日常の服装にしても、あるいは社会生活においても、日本のように姿形だけをそっくり真似て（もちろん、中身は別物である）、そのまま欧米スタイルをスタンダード化している国はむしろ少ないと言える。

しかし、それではすっかり日本人の生活様式が西洋化してしまったのかというと、そうとは言えない。なぜなら、先ほどの西洋化した生活——特に「靴を履く」という意味で西洋化した生活——様式は、あくまで日本人のパブリックな場所における行動様式に限られるからである。一方、プライベートな生活の場である家庭に一歩入ると、状況はすっかり変わる。明治以来百五十年間以上、日本人は公的な空間において靴を履いてきたが、一歩プライベートな生活空間に入ると、個人の家屋の中に靴を履いたままで入る人というのは、九九・九九パーセントいないであろう。依然として日本人の私的な生活空間では、素足――スリッパや靴下を履いているとしても、いわゆる屋外で履く靴は履いていない――なのである。フローリングした室内で、ベッドやテーブルや椅子といったすっかり西欧化した家具を使って生活をしているのにも関わらずである。

確かに、マンションなどを中心に、伝統的な畳敷きの「和室（床の間、押入、仏壇等を含む）」の多くが個人の住宅から消え、フローリングの「洋室」が一般的になってきたが、これとて、そもそも日本の家屋において部屋中に畳を敷きつめるようになったのは、安土桃山時代における大名屋敷あたりからの伝統であって、庶民の家屋に畳を敷きつめるようになったのは、近世の江戸時代に入ってからのことである。それより以前は、『源氏物語絵巻』などを見ても判るように、日本の家屋はそもそも床板張り、すなわちフローリングだったのである。

寝所には、いわばベッドのような形で、そこにだけ畳が敷かれていたり、座る場所にだけ、臨時に何か移動可能なゴザのような敷物が敷かれていたのである。それ故に、「たたむ」という動詞から「たたみ」という名前が作られた。したがって、近年のフローリングの流行というのは、ある意味で伝統的な日本の家屋の様式に先祖帰りしたと言ってもよいのである。しかし、このような日本家屋の建築様式の変化の長い歴史を経てもなんら厳然してと変わらないのが「玄関で靴を脱ぐ」という習慣であり、おそらくこの様式は今から百年経っても、この国においては変わらないであろう。そこで、玄関というスペースに焦点を当ててさらに考察を進めてみたい。

「内から外」と「外から内」

日本のほとんどの集合住宅において、平面図で見ると、わずか九一センチ×九一センチの畳半畳分のスペースしかない「玄関」は、実は大きな意味を持った空間である。特に、扉の問題がある。もちろん、伝統的な日本家屋における玄関扉は、西洋式のドアではなく、ガラガラッと横に開ける引き違いの扉であった。現在でも、窓や障子といった建具のほとんどは引き違いである。広い解放空間を確保しながら、なおかつ、扉そのものを直線的に運動させることによって使えなくなるスペースというものを最小限に抑えた引き違い形式であるが、玄関のドアだけは、ほとんどの家が一見、欧米のドアと同じような形のいわゆる押し引き（push／pull）形式のドアという形になってしまった。これには、マンションなどの集合住宅の普及や、都市における犯罪の増加による防犯上の理由ということもあって、施錠が容易な洋風のドアが一般家庭においても普及したということである。ところが、実は一見洋風のドアに見

(80) 他に畳半畳分のスペースで大きな意味を持っているのは「墓」であるが、本件については、別の機会に譲る。

える玄関が、欧米と日本のそれとでは、決定的に異なる点があるのである。

皆さんは日頃から意識されているかどうか知らないが、日本の家屋における玄関ドアは、一戸建てでも集合建築でもほとんど一〇〇パーセント「内から外」に向かって開く。一方、欧米の家屋の玄関ドアは、ほとんど「外から内」に向かって開かれるのである。もちろん、欧米でも、不特定多数の人が集まる映画館や劇場等の施設においては、消防法の規定により、何かの事故が起った際に大勢の人がサッと外へ逃げられ易いように、外開きのドアが設置されている場所がないわけではない。しかし、一般家屋の玄関ドアにおいては、一戸建てでも集合建築でもほとんど全て内側に開き、いわばその家への訪問者を迎え入れるという形態を取るのである。

一方、現在の日本の家屋における玄関ドアは、先ほど述べたように、ほとんど外向きに開く。なぜなら、日本では、例外なく個人の家の中では靴を脱ぐからである。たいていの玄関は、畳半畳くらいのスペースしか確保されていないであろうから、ほとんど、同じ回転半径(81)を有するドアが、もし内側に開いてきたとしたら、脱いだ靴に当ってしまう。したがって、日本家屋の玄

(81) 平面図で見ると、扉面状に動くドアが玄関の内側に開いてしまったら、その回転半径によって、土間部分を大きく(約八割)占有してしまって踏いだ靴を置く場所がなくなってしまう。

関ドアが外向きに開かなければならないというのは、家の中では靴を脱ぐという日本人の生活文化上の必然なのである。

しかも、このことは、ドアの外側で待つ人が、内側からいきなりドアを開けられることによって、扉で顔面を打つという危険があるので、扉の回転半径分以上の間隔を扉から離れて、その家の主によってドアを開けてもらうのを待たなければならない。しかし、これは日本で他人の家を訪問した時のことを考えれば、ドアを開けてもらって最初にする動作がお辞儀を含んだ挨拶であるから、両者が頭を下げてお辞儀をし合っても、ぶつからないために必要な合理的距離とも言える。

招かれざる客

握手もしくは抱擁《ハグ》が基本的な挨拶である欧米においては、日本における両者のドアを挟んだ距離よりも、初対面時のお互いの距離が小さくなければならない。したがって、招き入れる様式のドア（引き戸）のほうが合理性がある。そもそも、握手という挨拶方法は、自分の素手を相手に見せることによって、武器を所持していない——あなたを害しようという意図がない——ということを表現するための儀礼として確立されたのである。

それでは、玄関のドアが、内開きと外開きのどちらのほうが外敵の侵入を防ぐのに都合が良いか考えてみよう。先ほどは、客を招き入れる場合であったが、外敵から身を守るという場合を考えてみよう。相手が無理やりドアを力ずくで押し破ってくるということを想定した場合、一見、外開きのドアのほうが突破されにくいように思うが、それは大きな間違いである。よほどのバカではない限り、侵入しようと思う者はドアの取っ手を捻って扉を開けて入ってくるのであるから、突進する牛馬のように、無理やり力ずくでドアを押し破って入ってくるなどということは、ほぼあり得ない。そんな時、日本式（外開き）の場合、もし、外敵が力ずくでドアを開けようとする場合、扉を挟んで両者が取っ手を掴み、外敵はドアを外に引っ張って開けようとし、逆に家屋内にいる人は開けられまいとして、内側にこれを引っ張るという漫画のような光景になってしまう。もし、外敵のほうが腕力が強ければ簡単に開けられてしまう。

しかし、欧米の場合はまったく逆である。日本のドアでも、鍵が開けられないという前提に立てば、外開きも内開きも保安上あまり関係ないように思われるが、もし、相手によって鍵が破られた場合を考えると、実は内開きのドアのほうが外敵の侵入を防ぎやすいのである。皆さんも、ハリウッド映画やアメリカのテレビドラマなどのシーンを思い浮かべて欲しい。得体の知れない外敵の侵入を防ごうとする時に、よく、ドアの内側に椅子や家具などを立て掛けて支え棒《つっか》にして、これを防ごうとしているシーンが描かれているであろう。そうなのである。ドアが内開きの場合は、ドアの内側に家具などを適切に配置すると、相手がたとえ鍵を壊したとしても、力ずくでドアを破ることは物理的に不可能なのである。一方、日本のように外開きのドアであれば、家具を立て掛けても無駄である。したがって、内開きのドアというのは、侵入者を防ぐという意味も持っているのである。日本でも、防衛的な目的で造られた城郭の城門や、域内が治外法権的意味（不輸不入の権）を有する大寺院等の山門では、閂《かんぬき》を掛けて閉める形式の内開きの西洋式のドア形式が用いられている。

素足になったという仲間意識

さて、日本の玄関ドアの直後にあるわずか九一センチ四方（畳半畳分）のスペースで「靴を脱ぐ」という行為は、実はわれわれが考えているよりもはるかに大きな心理的バリアを、その地点を通過することによって、日本人に与えているのである。なぜなら、いったん、家の中に靴を脱いで上がった（同意した）以上、その家の人（と同様）と見なされ、たとえそこから逃げ出そうと思しても、もし靴を隠されでもしたら裸足で逃げなくてはならなくなるからである。したがって、泥棒はいつでもすぐに逃げられるように土足のまま他人の家屋に侵入するのである。よく、政治家同士の密談や同業者同士の談合が、彼らの本来の「職場」である議会や会社等の公的施設で行われずに、

「料亭」などの「靴を脱いで上がる」私的施設で行われるのは、そこに居合わせた列席者一同に「一蓮托生」を意識させるための儀礼の場として必要だからである。単に公費（機密費や接待費等）による飲み食いが目的なら、個室のある一流レストランでも銀座の高級クラブでも十分なはずであるが、それでは、この「通過儀礼」を終えたことにならないからである。日本では靴を脱いだ私的な空間内では、公的な法律よりも当事者間の合意のほうが優先されるからである。

本章の冒頭で、「明治以来、日本のパブリックな空間においては、原則として土足ということが守られてきた」と述べたが、唯一そうでない空間がある。それは、お寺の本堂などの宗教施設である。昨今では、生活の洋風化に伴い、正座が苦手な人が増えて、お寺でも椅子席のところもたくさんあるが、それでも、ほとんどの寺院は、やはり靴を脱いで本堂に上がる形式である。このことは、法事に参列する人々（親族）や法要に参拝する人々（檀家）に対して、靴を脱がすことによって、擬似的な家族的一体感（檀家）というものを感じさせ、なおかつ、瞬時に「その集団から抜けられない」ということを、暗示させる装置なのである。同じ宗教儀礼でも、招待状がなくても誰でも参列することができる会館での葬儀や、不特定多数の住民（氏子）が参加する神社の祭りなどは、「土足」のままで行われる。

二十年ほど前に、「法の華三法行」事件[82]が世間を賑わしたことを覚えておられる人も多いであろう。ワイドショーが好きそうな「天行力」とかいう荒唐無稽な教義や自己啓発セミナーを取り入れたマインドコントロールによる多額の資金集め等には筆者はなんの関心もなかった。ただひとつ筆者が感心したのは、この宗教の教祖が、信者の足の裏を観てそれぞれの人の運勢を分析し、それぞれに対して教えを諭したという方法（＝足裏診断）である。正直、「うまいところに目を付けたものだ」と思った。手相はもとより足の裏で運勢が判るなどとは微塵も思わないが、その教祖に会って運勢（足の裏）を観てもらうためには、まず、靴を脱いでその宗教の施設に入らなければならない。その時点で既に、精神的にその教祖のほうが優位に立っているのである。足の裏を見られるということは、日本人の集合無意識から言えば、既に、潜在的にその集団から「内の論理」に絡み捕られてしまって、外に逃げ出せなく

（82）「法の華三法行」は、一九六〇年に福永法源氏によって「億万長者養成道場」「右脳塾院」「人間社長塾」等と銘打って始められた自己開発セミナー型の新宗教で、当初は週刊誌やテレビのワイドショーもこれを取り上げ、事件の片棒を担いだ。同教団は、一時、多額の資金を集めたが、「霊感商法」に嵌まった熱心な信者が次々と家族とトラブルを起こすようになり、社会問題化……。被害総額は六百億円以上にもなった。二〇〇〇年に教祖以下の教団幹部が逮捕。二〇〇八年に最高裁で懲役十二年の実刑判決が確定。しかし、二〇

なっているからである。

シークレットサービスの大失態

話は変わるが、祖父が健在だった頃には、わが三宅家には結構、外国からの賓客が来た。その中でも強く印象に残っているのが、一九九一年の四月十二日、元アメリカ合衆国大統領のジミー・カーター氏(83)という超大物が、ロザリン夫人同伴で大阪のわが家を訪れられたことである。この時、先方との諸々の打ち合わせの交渉をした筆者は、非常に面白い体験をした。当時は、湾岸戦争の直後ということもあり、日米共に警備が厳重を極めていた。アメリカ合衆国の大統領というのは、たとえ大統領職を辞した後でも、亡くなるまで一生シークレットサービスが身辺を警護するのである。当然のことながら、たとえ前大統領や元大統領であっても、軍事上の最高機密を数多く知っているので、もし、彼が誘拐でもされたら、国家安全保障上、大変なことに

一四年には、福永法源氏が模範囚として刑期が短縮されて釈放。翌年から大々的に「布教活動」を再開した。

(83) 金光教泉尾教会で記念講演を行い、三宅家を訪問して家族と食事を共にするためだけに来日されたので、日本滞在はわずか二十四時間だけだった。

なるからである。

　カーター元大統領がわが家に来られた時も、一週間以上も前から、シークレットサービスの先遣隊が下見に来て、（銃撃などに耐えられるように）壁の厚さが充分あるかや、万が一襲われた時は反対側から逃げられるように、通路やドアが二カ所以上確保されているかなど、念入りに調べて行った。そして、カーター氏夫妻が来られた当日、筆者は玄関先でシークレットサービスのエージェントにこう言った。「日本の家屋では、靴を脱がなければならないので、下足袋を持ってウロウロしたのでは仕事にならないでしょうから、脱いだ靴は私共で預かりましょうか？」と聞いたのである。それに対してエージェント氏はこう言った。「No thank you. I can manage by myself.」と……。そこで、わが方では、カーター氏とロザリン夫人の靴だけを預かり、元大統領夫妻を三宅家を挙げて歓待したのである。

　わが家で半日過ごされた元大統領夫妻が夕食を終えて、いざ、お帰りになられる段になって、思わぬトラブルが発生したのである。車寄せのある玄関で、大統領夫妻をお送りしようとした時、シークレットサービスの人たちが

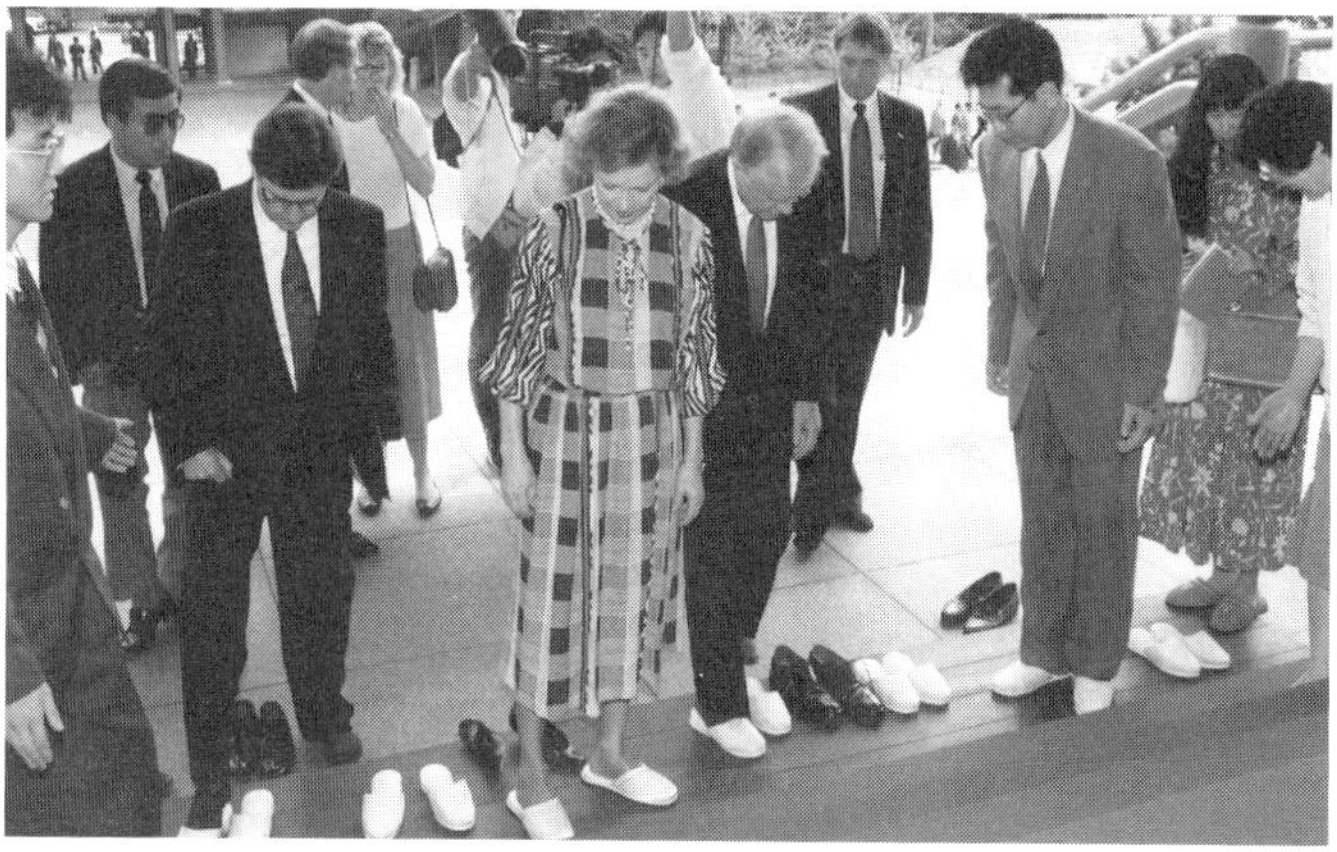

靴を脱いで上がるカーター元大統領夫妻

「靴がない」と言い出したのである。相当大きな「お屋敷」といっても過言ではないわが家には玄関が複数あり、必ずしも入っていただいた入口から出ていただくとは限らない。だから、「こちらで靴を預かりましょうか？」と、エージェント氏に尋ねたのである。しかし、彼らは、もし他人に靴を預けてしまったら、いざというとき、自分たちが自由に動けないと思っていたのであろう。おそらく、家の中でも、常に靴を履いていることを前提に生活している彼らにとって、靴を脱ぐということ、そして、またその靴を履き直さなければ外に出られないということが、来日するに当たって、理屈の上では理解できていても、感覚的には消化できていなかったのであろう。家族揃って元大統領夫妻を見送った時——玄関先には、数多くのご近所の人々が見物に集まっていた——シークレットサービスの連中は、わが家の迷路のような廊下を走り回って反対側の玄関まで自分の靴を探しに行き、結果的には、ほんの二〜三分間のことではあるが、米国側の警備陣がまったくいないという空白の時間帯が生じたのである。もちろん、何も事件が起らなかったから良かったようなものの、この時、筆者は日米のある意味での文化の違いを実感した。

玄関のドア板一枚を隔てて、家の内と外では、日本人お得意の「ウチの論理・ソトの論理」といった、いわゆる二重標準《ダブルスタンダード》が厳然としてあり、あるいは、上足（素足）と下足（靴履き）とを使い分けることによって、いわゆる「浄・不浄」という意識の区別が生じるのである。これらは、日本文化を理解する上で大変重要なキー概念である。このわずか厚さ一〜二センチの玄関ドアを隔てて、世界観、あるいは行動規準がまったく激変するというのが、日本文

(84) 要点は、靴を脱ぐか脱がないかというところにあり、下足の状態のままで「門」を通過するだけでは、たとえ敷地内であったとしても、あまり「ウチ」という意識が働かないのかもしれない。

化を理解する上で重要な通過儀礼装置なのである。

日本総領事館駆け込み事件

二〇〇二年五月七日、まさに本章で考察した「玄関扉にみる日本文化論」を実証し得るもってこいの事件が勃発した。言うまでもない、中華人民共和国遼寧省瀋陽市における脱北者による日本総領事館駆け込みおよび中国武装警官ウィーン条約侵犯事件である。この事件は、その衝撃的な映像と共に、驚きをもって世界中に配信された。世界中の人々がどこに驚いたかということについては、日本の大使館（領事館）に北朝鮮からの亡命希望者が駆け込んだこと自体よりも、日本総領事館員の危機意識を感じさせない「態度」のほうであった。中国公安当局の制服を着た武装警官が、ウィーン条約の「領事条項」によって保護されている――「治外法権」という言葉は、高校生でも知っている常識である――総領事館の敷地を、あからさまに侵犯する様子がビデオで映し出されていたことである。

当初、瀋陽の日本総領事館は東京の外務省に報告を上げる時に、「事件は起こったが、それは、あくまで総領事館の門前（敷地外）のことであり、日本総領事館に侵入しようとした不審者が、中国の武装公安警官によって取り押さえられただけだ」と報告していたらしい。つまり、自分たちの明らかなミスを隠蔽《いんぺい》して、何事もなかったかのように報告しようとしたのであろう。そこには、総領事館に逃げ込んだ後、中国官憲に身柄を拘束された五人の人々——かなりの確率で北朝鮮に強制送還され、処刑される——の人権への配慮など、微塵も考慮していない。事なかれ主義の自己の保身のみが日本総領事館員の関心事であった。

ところが、「動かぬ証拠」とも言える映像がメディアで公開され、明らかに、たとえ数歩ではあっても、女性二人や幼児を含めた五人とも総領事館の敷地内に踏み入り、最初に駆け込んだ成人男性の二名に至っては、門から四〇メートルも離れた建物の中まで到達していた。そして、スタートが一歩出遅れたが故に、武装警官と揉み合いになってしまった泣き叫ぶ子供連れの女性たちを、中国の武装警官がわずか数歩ではあるが、総領事館敷地内に侵入して連れ出そうとしているシーンが、翌日には、連続写真だけでなく動く映像までも公開されたのである。脱北者支援ＮＧＯによって予め「仕組まれた事件」とは言え、明らかな国際法違反を中国の官憲が犯しているシーンが全世界に流されたのである。もちろん、これには、「いのちがけで脱出」しなければならないような北朝鮮の「圧政」を世界の人々に見せつけるという意図が支援ＮＧＯにあったのであるが、それ以上に、中国の国際法違反と日本政府の人権軽視(85)の実情も、白日の下に晒《さら》す結果となった。

しかも、そこに映っている中国官憲の行為は、国際法違反とはいえ職務熱心のあまり、つい勢い余ってしてしまったことと言えるかもしれないが、そこに映っている日本の総領事館員たちの態度は、あまりにもお粗末であった。まず、門から一メートル内側の詰所にいた日本側の守衛は、目の前で事件（女性や子供が門扉にしがみついて警官と揉み合っている）が起こっているのに、それに対処せずに、一直線に総領事館の建物の中に走って「一大事」を知らせに行った。その後、ノコノコと歩いて出てきた総領事館員たちは、目の前

(85)　後日、日本総領事館で保護された脱北少女は、米国への亡命を無事果たし、ホワイトハウスでジョージ・Ｗ・ブッシュ大統領と会見までしていることは、アメリカは人権を重視している国だというポーズを示している。

で人の一生がかかっている壮絶な光景が繰りひろげられているのに、ポケットに手を突っ込んだままこれを傍観……。果ては、中国官憲が日本総領事館内に侵入した動かぬ証拠である地面に落ちた中国武装警官の帽子を拾って返してやる始末である。中国側に「日本総領事館が謝意を表わした」と、受け取られても致し方ない態度である。

筆者は、この「事件」の背後にあるのは、日本総領事館員のウィーン条約の「領事条項」に関する知識云々の問題ではないと思う。大使館や領事館の敷地が、法律上、その国の「治外法権」であることなんかは、外交官でなくても誰でも知っている常識である。しかし、その法的な「境界線」と、生活感覚的な「境界線」には、微妙なズレがあるということである。日本人にとっての「内と外」の心理的境界線は、玄関で靴を脱いで室内へ上がるかどうかの一点にかかっている。もし、この駆け込んだ脱北者が靴を脱いで総領事館内に上がり込んだ後に連行されていたら、さすがにこのおめでたい総領事館員だって、中国の官憲に対して猛烈に抵抗したと思う。つまり、日本人にとっての「内」はあくまでも「靴を脱ぐ」という行為と不可分なのである。

第九章　いのちの価値の優先順位

オミクロンの細菌にも五ナノメートルの魂

ここまで、長々と伝染病が人類の文明に与えた影響やその背後にある日本人の感性について論じてきた。なかんずく、前近代の日本では、戦乱や飢饉とは異なり、ある日突然やってきて、自分たちの親しい人々のいのちを容赦なく奪い去っていく正体不明の伝染病を「鬼」として捉えたこと、そして、この恐怖にいかにして対抗してゆくか、否、いかにして避けていくのかについて真剣に考え、場合によってはその説明を宗教に求めたのが、祇園祭の始まりであり、艮の金神の誕生であった。

しかし、二十一世紀の生命科学は、インフルエンザをはじめとする様々な伝染病の正体が何であるかを見出し、あるものは、天然痘のように、ワクチンの接種によって完全に克服してしまったものも出てきた。その意味では、この問題に対する宗教の役割は大きく後退したかに見えた。だが、そもそも「自然は独占を嫌う」ものであるが故によって、自然は、ホモ・サピエンスというたった一種の生物が、地球上の多くの空間や資源を独占してしまうことをなんとか阻止しようとするであろう。生物の多様性こそが、この地球上において三十数億年もの長きにわたって、生命の連鎖を繋いできた基本条件だったからである。

その意味では、「一寸の虫にも五分の魂」どころか「一ミクロンの細菌にも五ナノメートルの魂」ということが言えるはずである。いかに強靱な牙を持つライオンでも、否、もし白亜紀最強の恐竜ティラノサウルスが現在まで生き残っていたとしても、巧みに強力な武器を駆使するホモ・サピエンスの前では「倒される存在」にしかすぎないであろう。否、別に強力な武器を使わなくても、化石燃料などを浪費しまくっている人類による環境破壊のせいで、三十数億年の歴史を紡いできた生物が、今や、一年間に四万種、つまり、毎日百種以上の絶滅していっているのである。

そのような驕れる人類に対して、自然界でひとり抵抗しているのが、ウイルスをはじめとする微生物たちである。もちろん、アフリカやアマゾンの密林深く行けば、エボラ出血熱やトリパノゾーマやオンコセルカをはじめとする恐ろしい風土病で毎年多くの人がいのちを落としているし、これからも、人類がこれまで目にしたこともなかったような新種の病原体と出遭うことになるであろう。しかし、それらのどの恐ろしい風土病よりも、今なお人類全体にとって最も危険な存在は、インフルエンザであると言える。

日本では毎年一万人がインフルエンザで亡くなっている！

インフルエンザには、大きく分けて、毎年少しずつ変化しながら感染を繰り返す「季節性インフルエンザ」と、約十年毎に出現する「新型インフルエンザ」の二種類があるが、実はこの季節性インフルエンザだけでも、全世界で毎年二十五万から五十万人がいのちを落とし、日本国内でも約一万人の犠牲者を出している。世界の総人口の約六十分の一しかいない日本人の死者数の割合が三十分の一ぐらいもあるのは、日本の医療衛生環境が悪いのではなく、日本は高齢者比率が世界平均よりも遙かに高いからである。日本では年間の交通事故死者数の三倍が、毎年、インフルエンザでいのちを落としているのである。

毎年、冬になると、病院や老人ホームで一週間に数人の老人が立て続けに亡くなることがあるが、その本当の理由は、医療・介護施設内でのインフルエンザの「集団感染」であると思ってほぼ間違いない。ただし、そんなことを認めると、その医療・介護施設の管理不行き届きを咎められるから、医師は、死亡診断書に「心不全」とか「肺炎」と書くのである。たしかに、「直接の死因は何か?」と問われれば、心不全なり肺炎なのであろう。だが、「一週間前までピンピンとしていた高齢者がそのような状態に陥った原因は何か?」と問われれば、院内でのインフルエンザの集団感染がきっかけだった場合が圧倒的に多い。筆者の「本業」は宗教家であるが、確かに、インフルエンザの流行する季節である一月・二月は、他の月と比べて葬儀の発生件数が多い……。

病院にしろ介護施設にしろ、人の出入りを妨げることはできないので、インフルエンザが流行する季節になると、病院や介護施設内にはウイルスがウヨウヨしていると考えて間違いない。医療従事者から患者や見舞いの人に至るまで、その施設を訪れたすべての人がウイルスだらけの空気を吸い込むのであるが、体力の落ちた高齢者が発症してしまうのである。インフルエンザの院内感染で大切な人を亡くした家族のほうでも、もし、それが九歳の子供だったら、「医療過誤だ！」と、厳しく病院側を追求するであろうけれども、それが九十歳のお爺ちゃんだったら、医者から「お齢《とし》でしたから……」と言われてしまえば、大多数の家族が「お世話になりました」と言って納得する──場合によっては、長期にわたる介護に疲れて「やれやれ」と安心する──人が大半であろう。

新型インフルエンザの出現周期について

しかし、筆者が本書で問題にしているのは、「季節性インフルエンザ」ではなく、もう一方の「新型インフルエンザ」である。筆者は、本書の序文で

『スペイン風邪』と呼ばれた新型インフルエンザがパンデミックを起こしたのは、科学技術の進歩によって航空機・戦車・毒ガスなどの人類史上初の大量破壊兵器が登場し、欧州を戦火の渦に巻き込んだ第一次世界大戦の最中の出来事であった。そして、その第一次世界大戦の戦死者総数八百万人の実に五倍に当たる四千万人が死亡したと言われている。この大戦争が終結した本当の理由は、スペイン風邪の世界的流行によって、どの国もそれ以上戦争が継続できなくなったからだという説まであるくらいだ。直接戦禍の及ばなかった日本で三十八万人、米国では五十万人が犠牲になったのである。当時の世界の人口（約十八億人）は、現在の約四分の一程度だったから、現在の世界の人口に換算すると、約一億数千万人に当たる人々がこの新型インフルエンザで死亡したことになる」と書いた。

そして、第一章の第五節『これまで三種類のインフルエンザが大流行した』において、「二十世紀における世界的なインフルエンザの流行は、一九一八年の『スペイン風邪』に続いて、一九五七年に大流行した『アジア風邪』として知られるH2N2亜型のインフルエンザ。さらには、その十年後の一九六八年に大流行した『A香港型』と呼ばれていたH2N3亜型のインフルエンザ。さらに、一九七七年に再度大流行した『Aソ連型』として知られるH1N1亜型のインフルエンザが有名である」と二十世紀における新型インフルエンザのパンデミック事例について紹介した。

ここで、勘の良い人なら、筆者が何を言いたいかはすでにお気づきであろう。一九一八年に死者四千万人という人類史上最悪のパンデミックを起こした「スペイン風邪」(H1N1亜型)からちょうど百年が経過した。もちろん、当時のパンデミックを生き残ったこの型のインフルエンザに免疫を有する人類はほとんど生存していない。一九五七年に大流行した「アジア風邪」(H2N2亜型)のパンデミックから六十年が経過した。さらには、その十年後の一九六八年に大流行した「A香港型」(H2N3亜型)のパンデミックから約五十年が経過した。H1N1亜型のインフルエンザは、「スペイン風邪」のパンデミックから約六十年経過した一九七七年に再び世界的流行をもたらした。そして、約三十年経過した二〇〇九年にはメキシコやアメリカから「豚インフル」としてH1N1亜型が北米で大流行したが、不思議なことにその患者はほとんど二十歳未満の青年ばかりであり、高齢者や乳幼児には感染例は皆無であった。これらのことから、新型インフルエンザの大流行には、明らかに「十年に一度」という周期性があるのである。

そして、昨シーズンの二〇一七年から一八年にかけて、H3N2亜型という新型インフルエンザが大流行したが、日本国内で四社しかないインフルエンザワクチン製造機関のひとつである熊本の化学及血清療法研究所（化血研）が、二〇一六年春の熊本大地震による製造設備の損壊と、厚労省の指定した方式を無視してワクチンを製造していることが露見して百十日間の業務停止命令を受けたのが響いて、二〇一七年度のインフルエンザワクチンの製造が間に合わず、日本各地で予防接種用のワクチンが不足するという事態に陥った。あの、全人類の五パーセントのいのちを奪った「スペイン風邪」の大パンデミックからちょうど百年が経過して、新型インフルエンザの出現が危惧されているにもかかわらず……。

興味深い抗原「原罪」説

前節の事例から明らかなことは、ひとつの新型インフルエンザの賞味期限は十年間であるということ。そして、五十年なり、七十年が経つと、まったくタイプの異なった強烈な新型インフルエンザが登場して、地球的規模でのパンデミックを起こすということである。十年周期の流行のほうは、例えば、H1N1亜型のインフルエンザウイルスが少し変化することによって、七十億いる人類の中に誰一人として完全なる免疫を持たなくなることによって、最初の一年間で地球上のほぼ全域に散らばる（大流行を起こす）けれども、その後は、たまたま昨シーズンにインフルエンザに罹患しなかった人の割合が年ごとに減少していくので、そのウイルスが取り付くことのできる宿主の割合は年々減少して行き、ついにはウイルスとしての持続可能性を失ってしまうのである。そして、都合の良いことに、ちょうどその頃、ウイルスの遺伝子に新しい変異が起こるのである。十年ごとの流行というのは、まさにこの周期のことである。

五十年なり、七十年に一度、地球規模でパンデミックを起こすまったくの「新型」（HXNX亜型）ウイルスの出現というのは、おそらく人間の寿命と関係しているのだと思う。さすがに、それだけの長期間が経過すると、以前に大流行した際に生き残って免疫を持った人が自然の寿命を迎えて、社会の中でその割合を急激に減らしていると考えるのが自然である。二〇〇九年にメキシコやアメリカで大流行した「豚インフル」が、不思議なことにその患者はほとんど二十歳未満の青年ばかりであり、高齢者や乳幼児には感染例は皆無であったという事例を思い起こしてほしい。「高齢者の感染者は皆無であった」という事実は、このインフルエンザがこの地域でかつて大流行していたことがあり、高齢者にはその免疫が維持され続けていたから、若者にしか流行しなかったのであろう。

では、免疫など全く無いはずの乳幼児の誰にも感染しなかったという事実は、どのように捉えたら良いのであろうか？　当然のことながら、新生児にはどのような亜型のインフルエンザウイルスに対しても免疫がないという意味で、新生児は最も感染症に対して脆弱な存在であるはずである。ところが、自然界というのはまことに巧くできているというか、インフルエンザウイルスに対してまったく免疫がない故に、その赤ちゃんに一番最初に感染したウイルスの抗原は、その子に一生消えない傷跡《マーク》（抗体）を残すのである。ヒトに限らず、巨大なクジラから極小の細菌に至るまで、細胞からできている生物は皆、その細胞内にウイルスが感染するというリスクを負っている。そして、その細胞が最初に負った傷というのは、その細胞が生き抜いてゆくために最初にした反応であるので、免疫を司るT細胞に永遠に記録されるのである。その最新の生命科学的知見を、旧約聖書の『創世記』で、エバにそそのかされたアダムが神ヤハウェから食することを禁止された知恵の実を食べてしまったという神の命に背く行為を「原罪」として、アダムの子孫である全人類が負わされて、「ウイルス原罪説」と名付けているのと類比させているのが興味深い。

インフルエンザワクチン製造の現状

まだ、人類にほとんど免疫がない——それ故に、予防接種のワクチンもない——高病原性を持つと言われる新型インフルエンザのH5N1亜型やH7N9亜型がパンデミックを起こしたら、最悪、全世界で一億人、日本では六十四万人の死者が出るとの予測もあるが、二〇一七年の化血研事件の影響による「ワクチン不足騒動」からも推測されるように、日本には四カ所しかインフルエンザワクチンを製造している工場がなく、その最大年間製造量は、二六五〇万本である。いうまでもなく、次年度にはどういう型のインフルエンザが流行するかを国立感染症研究所がWHOから提供を受けた情報——流行シーズンが半年ずれる南半球諸国の状況を詳細にサーベランスして推測する——を元に決定して、その情報を四つの製造機関に伝達して、半年間かけてワクチンを製造することになっている。

インフルエンザワクチンは、ニワトリの有精卵にインフルエンザのウイル

第九章　いのちの価値の優先順位

スを注射してこれを保温して増殖させ、二日後に鶏卵の中の胚の尿である「漿尿液」にたまったウイルス液を集めて、ウイルスを精製凝縮し、感染性をなくす（不活化）してワクチンとなる。国内にある四つの製造機関は、埼玉県と新潟県と香川県と熊本県の四カ所に設置されているが、これにはれっきとした理由がある。インフルエンザのワクチンを大量に製造するためには、鶏卵（有精卵でなければならない）を安定的かつ大量に確保しなければならないが、もし、このニワトリたちを飼育する鶏舎が渡り鳥であるカモによってもたらされた鳥インフルエンザによって汚染（大量に殺処分）されてしまったら、日本のワクチン製造は一挙に立ちゆかなくなる。もちろん、不足分は海外から緊急輸入をするのであろうが、世界的パンデミックが発生したら、どのワクチン製造国も「自国民優先」になるであろうから、おいそれとは手に入らなくなる。そこで、鳥インフルエンザ感染のリスクヘッジのために、埼玉県と新潟県と香川県と熊本県の四カ所に設置されているのである。

さて、前段で、日本国内におけるインフルエンザワクチンの最大年間製造量は、二六五〇万本であると述べたが、これでは、日本人の総人口である一

203

億二五〇〇万人の五分の一ほどしかないではないか……。とは言っても、毎年、秋から冬にかけてインフルエンザの予防接種を受ける人数がこれくらいしかいないのであるから、それ以上ワクチンを生産しても意味がない。次のシーズンには、また違った型のインフルエンザが流行するからである。いわば、インフルエンザワクチンには「賞味期限」があるのである。

「風邪見鶏」は通用しない

そこで、もし、世界中で千万単位の人が死ぬような新型インフルエンザのパンデミックが発生した場合、日本政府は国民にいったいどういう優先順位で予防接種を受けさせるのであろうか？　何しろ、どんなに希望しても、あるいは、お金を払っても、日本人の五人に一人しか予防接種を受けることができないのであるから……。誰から優先的にワクチンを接種するのかという「順位付」は政治的な課題となっており、一応、厚労省が指針（『新型インフルエンザ対策ガイドライン』）を決めている。しかし、この問題は単なる医療上の問題や社会的な問題としてだけではなく、宗教的な問題でもある。接種優先順位リストには医師や看護師などの医療従事者が筆頭に来るのは当然としても、電力・ガス・水道・鉄道などのライフラインの確保、閣僚や国会議員や地方自治体の首長などの政治的な意思決定者、それを国民に伝える報道関係者から警察・消防・自衛隊などの治安関係者だけでなく、大忙しになる火葬業者も入るとされる。

しかし、そのあとの一般国民は、いったい誰から先に予防接種を受けられるのか？　高齢者や持病のある危険因子が高い者からなのか、それとも、これらの救済効果の薄い「弱者」を助けることは諦めて、日本の未来を託する青年や子供から優先して接種させるのか、厳しい政治的判断のもと、国民の「いのち」に優先順位をつけることへの合意が国民に迫られる。それは宗教倫理面での大きな課題である。ちょうど、大規模な事故や災害が発生した際に、重傷者が数人しかいなければ、病状がより深刻な人から優先して医療施設に救急搬送するが、もし、百名以上の重傷者が同時に発生した場合には、近所の医療施設はどこも手一杯になるであろうから「助かる確率が高い人（病状が中程度）」から優先して医療施設に搬送するという手順を決めた「トリアージ」のような悪魔の選択をしなければならないのである。ちなみに、火葬業者は入っているのに、宗教者は厚労省の策定した予防接種優先リストに入っていないという……。

厚労省が策定している『新型インフルエンザ対策ガイドライン』では、死者が大量に発生した場合、市区町村が遺体を公民館、体育館及び保冷機能を有する施設などを安置場所に指定すると発表しているが、遺体数がもっと増えれば、いずれ寺院などの宗教施設にもその対応を迫られるだろう。東日本大震災の際には、公的施設以外にも寺院などに大量の溺死体が運び込まれた。しかし、それに近づくことによって、新たに自分も感染してしまうかもしれない伝染病で死亡した無数の遺体を、果たして宗教者は体を張って引き受けるのだろうか……。そこで人間の在り方や宗教の根本が問われる。裁判員裁判についても同じことが言えるが、宗教者自身は自己犠牲を払うことができても、宗教者の家族や檀信徒の合意が得られるのか……。抱える課題の大きさが想定される。

ワクチン接種に象徴される「誰のいのちから救うのか?」という究極的選択を前に、「人間一人のいのちは地球より重い」や「不殺生戒」などのきれいごとの観念論は通用しない。そのような態度こそ「風邪見鶏」である……。これからの日本社会には、条件付けされた中での否応無しの意思決定が求められるいわば「状況倫理」が必要となるであろう。

三宅善信（みやけ・よしのぶ）

1958年大阪市生まれ。宗教家。金光教泉尾教会総長、神道国際学会理事長、株式会社レルネット代表取締役、日本国際連合協会関西本部副本部長。同志社大学大学院神学研究科博士前期課程修了神学修士(組織神学専攻)。1984年～85年、ハーバード大学世界宗教研究所で研究員を務める。主な著書は『文字化けした歴史を読み解く』（2006年、文園社)、『現代の死と葬りを考える』（2014年、共著、ミネルヴァ書房）など。

風邪見鶏《かざみどり》　人類はいかに伝染病と向き合ってきたか

平成31年（2019年）2月8日　第1刷発行

著者……………………………三宅善信

発行者…………………………川端幸夫

発行……………………………集広舎

〒812-0035 福岡市博多区中呉服町5番23号
電話 092-271-3767　FAX 092-272-2946
https://shukousha.com/

装幀・造本……………………studio katati

印刷・製本……………………モリモト印刷株式会社

ISBN 978-4-904213-67-4 C0036